3.6	Funktionelle Störungen der Gallenblase und -wege	65
3.7	Diarrhoe	74
3.8	Obstipation	81
3.9	Hämorrhoiden	89
3.10	Reizdarmsyndrom	91
3.11	Krampfartige Schmerzen im Bereich des Verdauungstraktes	94

4 Erkrankungen des Uro-Genital-Traktes

4.1	Harnwegsinfekt (HWI)	98
4.2	Urolithiasis	105
4.3	Reizblase	106
4.4	Benigne Prostatahyperplasie (BPH)	108

5 Gynäkologische Erkrankungen

5.1	Vulvitis, Kolpitis	114
5.2	Amenorrhoe	116
5.3	Dysmenorrhoe	117
5.4	Menorrhagie, Metrorrhagie	118
5.5	Fluor vaginalis	120
5.6	Mastodynie	121
5.7	Prämenstruelles Syndrom (PMS)	122
5.8	Sterilität der Frau	123
5.9	Hyperemesis gravidarum	123
5.10	Klimakterische Beschwerden	124

6 Dermatologische Erkrankungen

6.1	Sebostase, Seborrhoe	128
6.2	Psoriasis vulgaris	130
6.3	Neurodermitis (atopische Dermatitis)	132
6.4	Akute und chronische Dermatitis, Ekzem	134
6.5	Candidamykose/Soor/Windeldermatitis	136
6.6	Warzen, spitze Kondylome	137
6.7	Pruritus	139
6.8	Wundbehandlung, Verbrennungen	140
6.9	Hämorrhoiden	144

Inhalt

Vorwort V
Abkürzungsverzeichnis XI
Erläuterungen und Hinweise.................... XV

1 Herz-Kreislauf-Erkrankungen

1.1	Herzinsuffizienz	2
1.2	Funktionelle Herzbeschwerden	4
1.3	Hypotonie	5
1.4	Periphere arterielle Verschlusskrankheit	8
1.5	Schwindel	10
1.6	Hyperlipidämie	12
1.7	Chronisch venöse Insuffizienz (CVI)	15
1.8	Dementielle Syndrome	18

2 Atemwegserkrankungen

2.1	Viraler Infekt der oberen Luftwege	22
2.2	Pharyngitis, Laryngitis, Tracheitis	26
2.3	Tonsillitis	28
2.4	Rhinitis acuta	29
2.5	Sinusitis	30
2.6	Akute und chronische Bronchitis	31
2.7	Pertussis	35

3 Erkrankungen des Magen-Darm-Traktes und der Verdauung

3.1	Appetitlosigkeit	40
3.2	Gastritis	48
3.3	Ulcus pepticum ventriculi, Ulcus duodeni	52
3.4	Dyspepsie	54
3.5	Lebererkrankungen	63

Phytotherapie für die Kitteltasche

Auswahl subjektiv und kann nicht vollständig sein. Grundsätzlich bevorzugen die Autoren die Verordnung von Monopräparaten. Es werden aber ausdrücklich auch sinnvolle Kombinationspräparate mit möglichst wenigen Bestandteilen genannt, wenn alle Komponenten einen Beitrag zur Gesamtwirksamkeit leisten. Ebenfalls wird in Einzelfällen die Verordnung von pflanzlichen Teemischungen empfohlen.

Im Anschluss an die Darstellung der zehn klinischen Hauptindikationsgebiete werden noch die Kapitel Pädiatrie und Geriatrie abgehandelt. Um Redundanzen zu vermeiden, wird hier bewusst auf die zuvor besprochenen Hauptindikationen verwiesen.

Unser Dank richtet sich an die Wissenschaftliche Verlagsgesellschaft und insbesondere an deren Lektor Dr. Eberhard Scholz für seine Geduld und Toleranz sowie seine engagierte und konstruktive Begleitung bei der Entstehung dieses Taschenbuchs.

Nicht zuletzt danken wir herzlich Herrn Dipl.-Ing. oec. Matthias Gehrmann für seine unermüdliche technische und praktische Unterstützung während der Erstellung des Manuskriptes und der Korrekturarbeiten.

Hamburg, im Herbst 2003

Helmut Brinkmann
Klaus Wißmeyer
Beatrice Gehrmann
Wolf-Gerald Koch
Claus O. Tschirch

Vorwort

Die Autoren legen mit dem vorliegenden Kitteltaschenbuch den Ärzten, und hier insbesondere den Hausärzten, sowie Medizinstudenten und ÄiP eine komprimierte und übersichtliche Orientierungshilfe für die Verordnung von pflanzlichen Arzneidrogen und Phytopharmaka vor.

Grundlage für die Auswahl der Phytopharmaka sind zum einen die Positivmonographien der Kommission E (1979–1983 BGA, seit 1994 BfArM, ca. 400 Monographien) und die Empfehlungen der seit 1989 existierenden Dachorganisation der nationalen Fachgesellschaften für Phytotherapie in Europa, der European Scientific Cooperative on Phytotherapy (ESCOP, z.Zt. 80 Monographien). Zum anderen fließen eigene Erfahrungen der Autoren aus jahrelanger klinischer Tätigkeit, ergänzt durch Erfahrungen aus anderen naturheilkundlichen klinischen Abteilungen in Deutschland in die Auswahl mit ein.

Unsere Empfehlungen stützen sich dabei überwiegend auf eine rationale oder evidenz-basierte, d.h. durch klinische Studien belegte Phytopharmakotherapie. Diese wird ergänzt durch naturheilkundlich bzw. traditionell begründete Empfehlungen. Dabei ist es selbstverständlich, dass die hier getroffene Auswahl keinen Anspruch auf Vollständigkeit erheben kann. Auch sei an dieser Stelle darauf hingewiesen, dass sich die (klinische) Forschung auf dem Sektor der Phytopharmakologie im Fluss befindet und insofern nur der augenblickliche Wissensstand berücksichtigt werden kann.

Gemäß unserem Anspruch, möglichst rasch und übersichtlich konkrete Therapieempfehlungen zu geben, werden bei jeder Indikation beispielhaft einige Fertigarzneimittel genannt. Kriterien für deren Auswahl waren eine gute pharmazeutische Qualität, die Deklaration von Droge-Extrakt-Verhältnissen bzw. Extraktionsmitteln auf der Packung und nicht zuletzt eine ausreichende Dosierung der wirksamen Bestandteile. Selbstverständlich ist diese

Anschriften der Verfasser/in:

Dr. Dr. Helmut Brinkmann
Abt. für Naturheilverfahren,
Physikalische und Rehabilitive Medizin
Tangstedter Landstr. 400
22417 Hamburg

Klaus Wißmeyer
Hausärztlich-Internistische Praxis
Schwerpunkt Naturheilverfahren
Eidelstedter Weg 64
20255 Hamburg

Dr. Beatrice Gehrmann
Einhorn-Rats-Apotheke
Markt 10–12
25813 Husum

Dr. Wolf-Gerald Koch
Hallerstr. 5b
20146 Hamburg

Dr. Claus O. Tschirch
„Gode Wind" Apotheke
Elbgaustr. 112
22547 Hamburg

Wichtiger Hinweis
Die Erkenntnisse in der Medizin und der Pharmazie unterliegen laufendem Wandel durch Forschung und Erfahrungen. Die Autoren haben große Sorgfalt darauf verwendet, dass die in diesem Werk gemachten Angaben, insbesondere hinsichtlich Anwendung, Dosierung und unerwünschten Wirkungen dem derzeitigen Wissensstand entsprechen. Das entbindet den Benutzer des Werkes nicht von der Verpflichtung, anhand der Beipackzettel der Präparate zu überprüfen, ob die dort gemachten Angaben von denen in diesem Buch abweichen und seine Empfehlung in eigener Verantwortung zu treffen.

Ein Warenzeichen kann warenrechtlich geschützt sein, auch wenn ein Hinweis auf etwa bestehende Schutzrechte fehlt.

Jede Verwertung des Werkes außerhalb der Grenzen des Urheberrechtsgesetzes ist unzulässig und strafbar. Das gilt insbesondere für Übersetzungen, Nachdrucke, Mikroverfilmungen oder vergleichbare Verfahren sowie für die Speicherung in Datenverarbeitungsanlagen.

Bibliografische Information der Deutschen Bibliothek
Die Deutsche Bibliothek verzeichnet diese Publikation in der Deutschen Nationalbibliografie; detaillierte bibliografische Daten sind im Internet unter http://dnb.ddb.de abrufbar.

ISBN 3-8047-2044-7

© 2004 Wissenschaftliche Verlagsgesellschaft mbH
Birkenwaldstr. 44, 70191 Stuttgart
Printed in Germany
Satz: Dörr + Schiller GmbH, Stuttgart
Druck und Bindung: Ludwig Auer, Donauwörth
Umschlaggestaltung: Atelier Schäfer, Esslingen

Phytotherapie

Rationale Empfehlungen für die Behandlung

Helmut Brinkmann
Klaus Wißmeyer
Beatrice Gehrmann
Wolf-Gerald Koch
Claus Tschirch

für die Kitteltasche

WVG Wissenschaftliche Verlagsgesellschaft mbH Stuttgart

7 Neurologische Erkrankungen

7.1	Spannungskopfschmerz	146
7.2	Migräne	147
7.3	Neuralgien	149
7.4	Reisekrankheit	152
7.5	Schwindel	154
7.6	Tinnitus	154

8 Psychische und psychosomatische Erkrankungen

8.1	Schlafstörungen	158
8.2	Depressionen	168
8.3	Angststörungen	170

9 Erkrankungen und Schmerzzustände des Bewegungsapparates

9.1	Degenerative Gelenk- und Wirbelsäulenerkrankungen	174
9.2	Entzündlich-rheumatische Gelenkerkrankungen	180

10 Abwehrschwäche, pathologische Leistungsschwäche

10.1	Adaptogene	191
10.2	Immunmodulatoren	196

11 Erkrankungen im Kindesalter

11.1	Krampfhusten	202
11.2	Bronchiale Verschleimung	204
11.3	Erkältungskrankheiten	204
11.4	Dyspeptische Beschwerden	206
11.5	Appetitlosigkeit	208
11.6	Blähungen	209
11.7	Durchfälle	210
11.8	Verstopfung	210
11.9	Nervosität, Unruhezustände	211
11.10	Schleimhautaffektionen im Mund- und Rachenraum	212

11.11	Kopfschmerzen vom Spannungstyp	213
11.12	(Windel-)Dermatitis	213
11.13	Prellungen, Stauchungen, Zerrungen	215

12 Erkrankungen im Alter

12.1	Chronische Herzinsuffizienz	218
12.2	Periphere arterielle Verschlusskrankheit	219
12.3	Arteriosklerose	219
12.4	Chronisch venöse Insuffizienz (CVI)	220
12.5	Chronisch obstruktive Lungenerkrankung (COPD)	221
12.6	Reizdarm	222
12.7	Chronische Obstipation	223
12.8	Durchfall	224
12.9	Appetitlosigkeit	224
12.10	Meteorismus	226
12.11	Benigne Prostatahyperplasie (BPH)	227
12.12	Harnwegsinfektionen	229
12.13	Klimakterische Beschwerden	231
12.14	Hauterkrankungen	231
12.15	Arthrosen	233
12.16	Rheuma	234
12.17	Schlafstörung	235
12.18	Spannungskopfschmerz	236
12.19	Leichte und mittlere Depression	236
12.20	Angst, Spannung, Unruhe	237
12.21	Hirnleistungsstörung, Demenz	238
12.22	Zur Steigerung der Abwehrkräfte/Infektanfälligkeit	239
12.23	Adjuvante Tumortherapie	240

Liste der Profile ... 243

Verwendete und weiterführende Literatur ... 247

Sachregister ... 253

Abkürzungen

AFK	Anis-Fenchel-Kümmel
AG	Anwendungsgebiet
AIDS	Aquired Immuno Deficiency Syndrom
AKO	Allgemeines Krankenhaus Ochsenzoll
alkohol.	alkoholisch
AM	Arzneimittelbeispiele
Anw.	Anwendung
art.	arteriell
äther.	ätherisch
B	Bewertung(en)
BD	Blutdruck
BfArM	Bundesinstitut für Arzneimittel und Medizinprodukte
BPH	Benigne Prostatahypertrophie
Btl.	Beutel
C	Celsius
conc.	concentratus, konzentriert
cont.	contusus, gequetscht; gestoßen
COPD	chronisch obstruktive Lungenerkrankung
CVI	chronisch venöse Insuffizienz
D.S.	da, signa! Gib und bezeichne!
D/A	Dosierung/Anwendung
DAB	Deutsches Arzneibuch
Drg.	Dragees
EB 6	Deutsches Arzneibuch Ergänzungsband 6
EBM	Evidence Based Medicine
ED	Einzeldosis
EL	Esslöffel
enth.	enthält, enthalten
entz.	entzündlich
Erw.	Erwachsene
ESCOP	European Scientific Cooperation on Phytotherapy

f.	fiat, fiant; es werde(n) gemacht
FAM	Fertigarzneimittel
Filmtabl.	Filmtabletten
flor.	Flores, Blüten
Fluidextr.	Fluidextrakt
fol.	Folium, Blatt
fr(u)ct.	Fructus, Frucht
g	Gramm
GABA	γ-Aminobuttersäure
GCP	Good Clinical Practises
geh.	gehäuft
gestr.	gestrichen
ggf.	gegebenenfalls
H	(besondere) Hinweise
h	Stunden
H.p.	Helicobacter pylori
HCG	Humanchoriongonadotropin
HIV	Human Immunodeficiency Virus
HWI	Harnwegsinfekt
HWS	Halswirbelsäule
i.c.	intrakutan
i.v.	intravenös
IgA	Immunglobulin A
IgE-AK	Immunglobulin E-Antikörper
INR	International Normalized Ratio
IUP	Intrauterinpessar
J.	Jahre
Jgl.	Jugendliche
Kap.	Kapitel
Kaps.	Kapsel(n)
Kdr.	Kind(er)
kg	Kilogramm
KI	Kontraindikation(en)
klin.	klinisch
Klkdr.	Kleinkind(er)
Konz.	Konzentration(en)

l	Liter
LH	Luteinisierendes Hormon
Lj.	Lebensjahr
Lsg.	Lösung
M.f.spec.	Misce fiat species! Mische und fertige einen Tee an!
max. Konz.	maximale Konzentration
max.	maximal
mg	Milligramm
min	Minuten
mind.	mindestens
ml	Milliliter
ML	Messlöffel
Na-K-ATPase	Natrium-Kalium-Adenosintriphosphat-Phosphatase
ng	Nanogramm
NSAR	Nicht steroidale Antirheumatika
NW	Nebenwirkungen
NYHA	New York Heart Association
pAVK	periphere arterielle Verschlusserkrankung
Pat.	Patient
PMS	Prämenstruelles Syndrom
racem.	racemisch
REM	Rapid Eye Movement
rhiz.	Rhizoma, Rhizom
RNA	Ribonukleinsäure
Rp	recipe! Nimm! Verschreibungspflichtig
s	Sekunde
s. c.	subkutan
Schulkdr.	Schulkind(er)
Sgl.	Säuglinge
spez.	speziell
ssp.	Subspezies
St.-Zul.	Standardzulassung
stand.	standardisiert
subl.	sublingual
Supp.	Suppositorien
Syn.	Synonym

Tab.	Tabelle
Tabl.	Tabletten
TD	Tagesdosis
TE	Trockenextrakt
TENS	Transkutane elektrische Nervenstimulation
tgl.	täglich
Tinct.	Tinktur
TL	Teelöffel
TNF-α	Tumornekrosefaktor-α
tot.	totus; ganz
Tr.	Tropfen
UW	unerwünschte Wirkung(en)
Vol.	Volumen
W	Wirkung(en)
WS	Wirbelsäule
WW	Wechselwirkung(en)

Erläuterungen und Hinweise

Anwendungsgebiete (AG)
Genannt werden die von der Kommission E oder der ESCOP (European Scientific Cooperative on Phytotherapy) empfohlenen Indikationen. Durch empirische Daten beanspruchte volksmedizinische Anwendungsgebiete werden nicht berücksichtigt.

Wirkungen (W)
Die experimentell, präklinisch am Tier oder in klinischen Studien am Menschen belegten pharmakologischen Eigenschaften. Wenn bekannt, werden hier auch die Wirkungsmechanismen angeführt.

Kontraindikationen (KI), Unerwünschte Wirkungen (UW), Wechselwirkungen (WW)
Auf der Grundlage der bekannten pharmakologisch-toxikologischen Daten und der klinischen Erfahrungen werden wichtige Kontraindikationen, unerwünschte Wirkungen sowie Wechselwirkungen genannt.

Hinweise (H)
Therapeutisch wichtige Informationen wie empfohlene Anwendungsdauer, Zusatz- und Kombinationsmedikation, seltene unerwünschte Wirkungen und besondere Risiken, Einzelheiten zur Anwendung der Arzneidroge sowie Hinweise zu deren sonstigen Verwendungen in Küche, Kosmetik und Industrie.

Dosierung, Anwendung (D/A)
Enthält ausführliche Angaben zu Einzel- und Tagesdosen, zur Dauer und Applikationsart sowie zur Bereitung und Art der Anwendung von Tees, Bädern, Umschlägen, Tinkturen, ätherischen Ölen und arzneilichen Weinen. Die benötigten Mengen werden in der Regel in Gramm (g) angegeben. Stellenweise steht zusätzlich eine Dosierungsangabe in Teelöffel (TL). Diese gilt für einen Standard-Teelöffel mit einem Fassungsvermögen von 4,0 bis 4,5 ml Wasser.

Teezubereitung: **Infuse** werden zubereitet, indem man die empfohlene Drogenmenge mit 150 ml kochendem Wasser übergießt und nach 10 min abseiht. Ätherischöl-haltige Drogen sollten dabei bedeckt stehen. Für **Dekokte** wird die empfohlene Drogenmenge 5–10 min mit 150 ml Wasser gekocht und anschließend abgeseiht. **Kaltmazerate** werden zubereitet, indem man die Drogenmenge mit 150 ml kaltem Wasser übergießt und nach der jeweils angegebenen Zeit abseiht. Ätherischöl-haltige Drogenzubereitungen sollten stets bedeckt stehen, um Verluste der leichtflüchtigen Öle zu vermeiden.

Arzneimittel (AM)

Auflistung einer Auswahl wichtiger Handelspräparate, soweit möglich mit Mengenangabe des Extrakts pro abgeteilte Arzneiform oder pro ml. Angabe des Extraktionsmittels und des Droge-Extrakt-Verhältnisses (DEV), also des Verhältnisses der Menge eingesetzter Droge zur Menge des erhaltenen Extraktes. Die Angabe der Dosierung erfolgt entsprechend der Herstellerinformation.

Monopräparaten wird der Vorzug gegeben. Kombinationspräparate werden nur aufgeführt, wenn jede Komponente nachweislich zur Gesamtwirkung beiträgt.

Bewertung der Wirksamkeit (B)

Die Bewertung der Wirksamkeit bzw. des Nutzen-Risiko-Verhältnisses erfolgt entweder in Anlehnung an die entsprechenden Monographien der Kommission E bzw. der ESCOP oder basiert auf Ergebnissen valider klinischer Studien, in Ermangelung dieser Untersuchungen auch auf empirischen Daten.

Die Darstellung der pflanzlichen Arzneimittel erfolgt prinzipiell einheitlich, wobei anhand der verfügbaren Literatur eine Bewertung durchgeführt wird. Dabei wird die Beurteilung der Drogen indikationsbezogen nach folgenden Gesichtspunkten vorgenommen:

+   Traditionelle bzw. erfahrungsheilkundliche Anwendung.
++   Es liegen Studien, entweder experimentell (*in vitro*, Tierversuche) oder klinisch (nur bis zur Phase III) vor.
+++   Es liegen klinischen Studien der Phase IV mit positiver Bewertung bezüglich Wirksamkeit, Qualität und Unbedenklichkeit (GCP-Studien, EBM-Massstab erfüllt) vor.

Manchmal gelingt anhand der aktuellen Datenlage keine klare Zuordnung zu einer der drei Kategorien, so dass Zwischenbewertungen wie + bis ++ bzw. +++ gegeben werden.

1

Herz-Kreislauf-Erkrankungen

1.1 Herzinsuffizienz

Eingeschränkte Leistungsfähigkeit des Herzens meist aufgrund einer Kontraktionsschwäche der Kammermuskulatur z.B. infolge arterieller Hypertonie, koronarer Herzkrankheit, Kardiomyopathie oder einer Myokarditis. Weitere Ursachen können Herzrhythmusstörungen oder Klappenfehler sein. Klinisch wird zwischen Rechts- und Linksherz- sowie der Globalinsuffizienz unterschieden. Häufige Symptome sind Tachykardie, Dyspnoe, Ödeme, Nykturie, sichtbare Venenstauung und Zyanose. Eine Einteilung der Schweregrade erfolgt nach der New York Heart Association:

- NYHA I: normale körperliche Belastungsfähigkeit, keine Beschwerden,
- NYHA II: Beschwerden bei stärkerer Belastung,
- NYHA III: Beschwerden bei leichter Belastung,
- NYHA IV: Beschwerden in Ruhe.

1.1.1 Allgemeine Therapie

Kochsalzzufuhr auf max. 5 g/Tag begrenzen. Gewichtsreduktion bei Übergewicht. Bei höhergradiger Insuffizienz Trinkmengenbeschränkung und körperliche Schonung. Therapie der jeweiligen Ursachen

1.1.2 Phytotherapie

In den Stadien NYHA I und II kann eine alleinige oder adjuvante Therapie mit Phytopharmaka erfolgen. Dabei werden insbesondere Weißdornblätter mit Blüten eingesetzt. Die Therapie mit Weißdorn in Form von Teezubereitungen ist nicht sinnvoll, da wesentliche Wirkstoffe der Droge nicht wasserlöslich sind. Digitaloide wie Meerzwiebel und Maiglöckchen sollten wegen geringer therapeutischer Breite sowie unsicherer Resorptionsquote und damit unterschiedlicher Bioverfügbarkeit nur noch in Ausnahmefällen und auch dann nur in Form von Fertigarzneimitteln mit eingestelltem Wirkwert zur Anwendung kommen. Der Wirkungseintritt bei Therapie mit Digitaloiden erfolgt nach wenigen Tagen, bei Therapie mit Weißdornpräparaten erst nach 3–6 Wochen.

1.1.3 Arzneidrogen, Phytopharmaka

Weißdornblätter mit Blüten

Crataegi folium cum flore, *Crataegus laevigata* (Poir.) DC u. a.

AG: Herzinsuffizienz NYHA I und II

W: Positiv inotrop, chronotrop und dromotrop. Steigert den Koronardurchfluss

KI: Keine bekannt

UW: Keine bekannt

WW: Keine bekannt

H: Wirkungseintritt erst nach 3–6 Wochen. Teeaufgüsse nicht ausreichend wirksam

D/A: 160–900 mg Extrakt

AM: Crataegutt® novo, 1 Filmtabl. enth. 450 mg TE (Ethanol 45%, 4–6,6:1), 2 × tgl. 1 Filmtabl.

Crataegutt®, 1 ml ≙ 20 Tr. 94 mg TE (Ethanol 45%, 4–6,6:1), 3 × tgl. 20–40 Tr.

Esbericard® novo, 1 ml ≙ 20 Tr. 75 mg TE (Ethanol 45%, 4–7:1), 2 × tgl. 60–120 Tr.

Kytta Cor® novo, 1 Filmtabl. enth. 300 mg TE (Ethanol 45%, 4–7:1), 2–3 × tgl. 1 Filmtabl.

Generika mit entsprechenden Trockenextrakten im Handel

B: +++

1.2 Funktionelle Herzbeschwerden

Nicht eindeutiges Krankheitsbild mit unspezifischen Beschwerden wie innerer Unruhe, Palpitationen, diffusen thorakalen Schmerz- oder Druckempfindungen, plötzlich auftretender Atemnot und Tachykardien. Manchmal bestehen Zusammenhänge mit unspezifischen Oberbauchbeschwerden im Sinne eines Roemheld-Syndromes. Oftmals psychovegetative Begleitsymptomatik. Die betroffenen Patienten geben häufig an, ihr Herz zu „spüren". Die somatischen Befunde können die Beschwerden nicht ausreichend erklären.

1.2.1 Allgemeine Therapie

Aufklärung über die Harmlosigkeit der Beschwerden. Entspannungsverfahren wie autogenes Training oder progressive Muskelrelaxation nach Jacobson, ggf. Psychotherapie, z.B. Verhaltenstherapie

1.2.2 Phytotherapie

Zur Therapie des Krankheitsbildes stehen keine spezifischen chemisch definierten Pharmaka zur Verfügung. Die Behandlung mit Phytopharmaka ist oft erfolgreich und bei günstigem Nutzen/Risiko-Profil zu empfehlen. Zur Anwendung kommen je nach den im Vordergrund stehenden Beschwerden:

- herzkraftverstärkend und den koronaren Blutfluss steigernd
  - Weißdornblätter mit Blüten (s. Kap. 1.1 Herzinsuffizienz, S. 3)
- allgemein durchblutungsfördernd
  - Ginkgoblätter (s. Kap. 1.4 periphere AVK, S. 9 f.)
- allgemein beruhigend
  - Baldrianwurzel (s. Kap. 8.1 Schlafstörungen, S. 159 ff.)
  - Johanniskraut (s. Kap. 8.2 Depressionen, S. 169 f.)

- karminativ und antimeteoristisch
  - Kümmel (s. Kap. 3.4 Dyspepsie, S. 57 f.)
  - Fenchel (s. Kap. 3.2 Gastritis, S. 49).

1.3 Hypotonie

Symptomatische Erniedrigung des systolischen Blutdruckes auf Werte unter 105 mmHg. Unterschieden werden die primäre oder essentielle Hypotonie von der sekundären Hypotonie z. B. in Folge von Herzinsuffizienz, Nebenniereninsuffizienz, Hypothyreose, Blutverlust, Exsikkose oder eines fieberhaften Infektes, jeweils mit oder ohne Orthostase-Symptomatik.

1.3.1 Allgemeine Therapie

Ausreichende Flüssigkeitszufuhr, Salzzulage. Regelmäßiges körperliches Ausdauertraining. Hydrotherapie nach Kneipp, z. B. Wassertreten, kalte oder Wechselgüsse, Trockenbürstenmassage. Bei sekundärer Hypotonie Behandlung des Grundleidens

1.3.2 Phytotherapie

Phytotherapeutika stellen als gut verträgliche Interna und Externa bei der Therapie der Hypotonie eine gute Alternative zu chemisch definierten Arzneimitteln dar. Sie sollten, falls möglich, in Komb. mit oben angef. Allgemeinmaßnahmen zur Anwendung kommen.

1.3.3 Arzneidrogen-Profile

Campher

Camphora, *Cinnamomum camphora* (L.) Siebold

AG:	**Innerl.:** Hypotone Kreislaufregulationsstörungen
	Äußerl.: Muskelrheumatismus, Katarrhe der Luftwege
W:	Aromatikum. Kreislauftonisierend, bronchospasmolytisch und -sekretolytisch. Bei äußerer Anwendung hyperämisierend
KI:	Schwangerschaft. Bei Sgl. und Klkdr. keine Anwendung im Bereich des Gesichts
	Nicht auf geschädigte Haut aufbringen
UW:	Kontaktekzeme
WW:	Keine bekannt
H:	Intoxikationen nach peroraler Aufnahme hochkonzentrierter Externa
D/A:	**Innerl.:** Mittlere TD 30–300 mg
	Äußerl.: Max. Konz. 25%, bei Sgl. und Klkdr. max. 5%
	Campherspiritus (Spiritus camphoratus DAB; Campher 9,5–10,5 g/100 g) mehrmals tgl. einreiben
AM:	**Innerl.:**
	Kombinationspräparat:
	Korodin®, 100 g enth. Campher 2,5 g, Weißdornbeerenfluidextrakt 97,3 g, 3 × tgl. 10 Tr. auf Zucker, Brot, nicht mit Wasser!
	Salben/Einreibung
	Pectocor ®N, 100 g enth. racem. Campher 10 g, 1–3 × tgl. einen 1–2 cm langen Salbenstrang in der Herzgegend einreiben

Kombinationspräparat:

Cor-Vel Truw® Herzsalbe, 100 g enth. Campher 3,8 g, Levomenthol 1,7 g, Fichtennadelöl 2,9 g, Rosmarinöl 6,0 g, 1–3 × tgl. 1–2 cm langen Salbenstrang in der Herzgegend einreiben

B: ++ Hypotonie

+ Muskelrheumatismus

+ Katarrhe der Luftwege

Rosmarinblätter

Rosmarini folium, *Rosmarinus officinalis* L.

AG: **Äußerl.:** Hypotone Kreislaufbeschwerden. Zur unterstützenden Therapie von rheumatischen Erkrankungen

Innerl.: Dyspepsie

W: Aromatikum. Rosmarinsäure hemmt die Prostaglandinsynthetase. Bei äußerer Anwendung hautreizend und durchblutungsfördernd

KI: Schwangerschaft

UW: Kontaktallergien möglich

WW: Keine bekannt

H: Wird als appetitanregendes und verdauungsförderndes Gewürz in der mediterranen Küche sehr häufig verwendet. Bei äußerlicher Anwendung merklich anregend, bei Dyspepsie eher geringe Wirksamkeit

D/A: **Innerl.:** TD 4–6,0 Droge, 10–20 Tr. äther. Öl. Zubereitungen entsprechend

Öl: Mehrmals tgl. 2–4 Tr. auf einem Stück Zucker einnehmen

Tee: 2 g (1 TL)/150 ml, 15 min, 3–4 × tgl. 1 Tasse nach den Mahlzeiten trinken

Äußerl. (Balneotherapie): 50,0 Droge mit ca. 1 l kochendem Wasser überbrühen, nach 30 min abseihen und einem Vollbad zugeben

FAM: 6–10% äther. Öl in flüssigen oder halbfesten Zubereitungen

Rosmarinspiritus (Spiritus Rosmarini), schmerzende Stellen mehrmals tgl. einreiben

B: +

1.4 Periphere arterielle Verschlusskrankheit

Durch Verengungen oder Verschlüsse bedingte Durchblutungsstörungen meist der unteren Extremitäten. Risikofaktoren stellen u. a. Rauchen, Fettstoffwechselstörungen, arterieller Hypertonus und Diabetes mellitus dar. Das typische Beschwerdebild stellt die sog. „Schaufensterkrankheit" mit von der Länge der Gehstrecke abhängigen Wadenschmerzen dar. Nach dem Ausmaß der Beschwerden wird die pAVK nach Fontaine wie folgt unterteilt:

- Stadium I: Beschwerdefreiheit bei technisch nachweisbaren Gefäßveränderungen,
- Stadium II: Eigentliche Schaufensterkrankheit mit Claudicatio intermittens, unterteilt in:
    - Stadium IIa mit schmerzfreier Gehstrecke > 200 m,
    - Stadium IIb mit schmerzfreier Gehstrecke < 200 m,
- Stadium III: Ruheschmerzen,
- Stadium IV: Gangrän.

1.4.1 Allgemeine Therapie

Behandlung der Ursachen. Im Stadium I und II Gehtraining zur Verbesserung der Kollateralversorgung. Temperaturansteigende Arm- oder Beinbäder. In höheren Stadien Tieflagerung der betroffenen Extremitäten. Schutz vor Wärmeverlust, Schutz vor Verletzungen

1.4.2 Phytotherapie

Im Stadium II kann eine alleinige Therapie mit einem Ginkgo-Präparat mit guter Aussicht auf Beschwerdebesserung durchgeführt werden. Im Stadium I erfolgt lediglich Gehtraining, in den Stadien III und IV chirurgische Therapie und/oder Behandlung mit chemisch determinierten Medikamenten.

1.4.3 Arzneidrogen-Profile

Ginkgoblätter

Ginkgo biloba folium, *Ginkgo biloba* L.

AG: Verbesserung der schmerzfreien Gehstrecke bei pAVK im Stadium II. Schwindel, Tinnitus. Symptomatische Therapie hirnorganisch bedingter Leistungsminderung

W: Thrombozytenaggregationshemmung. Steigerung der Hypoxietoleranz des Gewebes. Senkung der Kapillarpermeabilität. Allgemein antioxidativ

KI: Allergie gegen Ginkgo-Präparate

UW: Gastrointestinale Beschwerden; Kopfschmerzen; allergische Hautreaktionen

WW: Keine bekannt

H:	Anwendungsdauer bei pAVK und Hirnleistungsminderung mind. 8 Wochen, bei Tinnitus oder Schwindel ist bei darüber hinausgehender Behandlungsdauer keine spezifische Wirkung mehr zu erwarten
D/A:	TD 120–240 mg TE
AM:	Kaveri® 120 mg, 1 Filmtabl. enth. 120 mg TE (Aceton 60%, 35–67:1), 2 × tgl. 1 Filmtabl.
	Kaveri® 40, 1 ml ≙ 20 Tr. enth. 40 mg TE (Aceton 60%, 35–67:1), 3 × tgl. 20–40 Tr.
	Rökan® novo 120 mg, 1 Filmtabl. enth. 120 mg TE (Aceton 60%, 35–67:1), 2 × tgl. 1 Filmtabl.
	Rökan® Tropfen 40 mg, 1 ml ≙ 20 Tr. enth. 40 mg TE (Aceton 60%, 35–67:1), 3 × tgl. 20–40 Tr.
	Tebonin® intens, 1 Filmtabl. enth. 120 mg TE (Aceton 60%, 35–67:1), 2 × tgl. 1 Filmtabl.
	Tebonin® forte, 1 ml ≙ 20 Tr. enth. 40 mg TE (Aceton 60%, 35–67:1), 3 × tgl. 20–40 Tr.
	Generika mit entsprechenden Trockenextrakten im Handel
B:	+++ pAVK
	+++ Schwindel, Tinnitus
	+++ Hirnleistungsminderung

1.5 Schwindel

Unterschieden werden gerichteter oder systematischer, ungerichteter oder unsystematischer sowie Lagerungsschwindel. Mit Abstand am häufigsten ist der ungerichtete oder unsystematische Schwindel. Mögliche Ursachen können cerebrale Durchblutungsstörungen durch Arteriosklerose, Hyper- oder Hypotonie oder durch Herzrhythmusstörungen sein. Der gerichtete oder systematische Schwindel entsteht oft als Folge von Mikro- oder Makrozirkulationsstörungen des Innenohres oder durch Tumore im Kleinhirnbrückenwinkel. Lagerungsschwindel wird u. a. durch Stenosen der extrakranialen hirnversorgenden Gefäße oder durch Fremdkörper im Bogengangssystem des Innenohres, sog. Otolithen verursacht. Alle Formen können mit oder ohne Ohrgeräusche (Tinnitus) auftreten.

1.5.1 Allgemeine Therapie

Je nach Genese steht die Beseitigung der Ursachen im Vordergrund. Unter physiotherapeutischer Anleitung Durchführung eines Schwindeltrainings. Bei dem sog. benignen paroxysmalen Lagerungsschwindel Therapieversuch mit Lagerungstraining modifiziert nach Brandt und Daroff (vgl. Lit. S. 248).

1.5.2 Phytotherapie

Je nach Genese können Phytotherapeutika zur alleinigen oder adjuvanten medikamentösen Therapie des Schwindels dienen. In klinischen Studien konnte eine Beschwerdebesserung unter Therapie mit Ginkgo-Präparaten beobachtet werden. Zur Erzielung der vollen Wirkung sollte die Einnahme der Präparate in der Regel über mehrere Wochen durchgeführt werden.

1.5.3 Arzneidrogen-Profil

Ginkgoblätter

Siehe Kap. 1.4 periphere arterielle Verschlusskrankheit, S. 9 f.

1.6 Hyperlipidämie

Erhöhung der Serumlipide primär bei genetischer Disposition oder sekundär als Folge falscher Ernährung, bei Diabetes mellitus, Hypothyreose, Morbus Cushing oder Alkoholismus. Die Hyperlipidämie stellt einen wesentlichen Risikofaktor für die Entstehung der Arteriosklerose dar.

1.6.1 Allgemeine Therapie

Normalisierung des Körpergewichtes, Reduktion des Fettanteiles in der Nahrung auf unter 30% des Gesamtkalorienanteils, vegetarische Diät. Therapie der Grundkrankheit. Regelmäßiges körperliches Ausdauertraining. Rauchen einstellen

1.6.2 Phytotherapie

Eine effektive Senkung des Serumcholesterins sowie der Triglyceride ist durch die Einnahme von mind. 4 g nativer Knoblauchzwiebel (etwa zwei Zehen) oder entspr. 900–1200 mg Knoblauchpulver pro Tag möglich. Bei etwa der Hälfte der Anwender tritt unter dieser Dosierung störender Mund- oder Körpergeruch auf. Davon abgesehen steht mit der Therapie durch Knoblauch eine im Vergleich zur Behandlung mit chemisch determinierten Medikamenten ausgesprochen nebenwirkungsarme Behandlungsmöglichkeit zur Verfügung.

1.6.3 Arzneidrogen-Profile

Knoblauchzwiebel

Allii sativi bulbus, *Allium sativum* L.

AG:	Zur Senkung erhöhter Serumcholesterinwerte
W:	Wesentliche Wirkstoffe, die sog. Alliine, wirken lipidsenkend und darüber hinaus antioxidativ, gefäßerweiternd, aggregationshemmend und antimikrobiell
KI:	Keine bekannt
UW:	Geruchsbildung bei ca. 50% der Anwender, selten Magenbeschwerden
WW:	Keine bekannt
H:	Anwendungsdauer mind. 4 Wochen
	Erwünschter Kollateraleffekt: Antivampiretisch wirksam
D/A:	Mittlere TD 4 g frischer Knoblauch, entsprechend 900–1200 mg Knoblauchpulver
AM:	Ilja Rogoff® forte, 1 Drg. enth. 200 mg Knoblauchpulver, 3 × tgl. 2 Drg.
	Kwai® forte 300 mg, 1 Drg. enth. 300 mg Knoblauchpulver, 2 × tgl. 1 Drg.
	Sapec®, 1 Drg. enth. 300 mg Knoblauchpulver, 3 × tgl. 1 Drg.
	Die Pulver sind jeweils standardisiert auf Alliin, entspr. Allicin.
	Ravalgen® aktiv Kapseln, 1 Kapsel enth. 400 mg Ölmazerat (Rüböl, 2–3:1), 4 × tgl. 1 Kapsel
	Generika mit entsprechenden Trockenextrakten im Handel
B:	++ bis +++

Zwiebel

Allii cepae bulbus, *Allium cepa* L.

- AG: Zur Vorbeugung altersbedingter Gefäßveränderungen. Appetitlosigkeit
- W: Hemmung der Thrombozytenaggregation. Lipidsenkend und blutdrucksenkend
- KI: Keine bekannt
- UW: Blähungen, Magenreizung
- WW: Keine bekannt
- H: Bei längerfristiger Einnahme von Zwiebelzubereitungen dürfen pro Tag max. 35 mg des nephrotoxischen Diphenylamin aufgenommen werden.
- D/A: Mittlere TD: 50,0 g frische Zwiebeln bzw. 20,0 g getrocknete Droge, Zubereitungen entsprechend
- AM: Florabio Zwiebelsaft, Zwiebel-Presssaft, 3 × tgl. 10–20 ml (1–2 EL) vor und zu den Mahlzeiten
- B: +

Artischockenblätter

Siehe Kap. 3.6 funktionelle Störungen der Gallenblase, S. 66 f.

1.7 Chronisch venöse Insuffizienz (CVI)

Chronisch gestörter venöser Abfluss, meist infolge alter tiefer Phlebothrombose oder Insuffizienz der Venae perforantes. In der Regel sind nur die unteren Extremitäten betroffen. Klinisch werden drei Stadien unterschieden:

- Stadium I: Varikosis ohne trophische Hautveränderungen, Stauungszeichen am Fuß, abendliche Knöchelödeme
- Stadium II: Hyper- und Depigmentierungen, Stauungsdermatitis, Dermatosklerose
- Stadium III: Ulcus cruris venosum

1.7.1 Allgemeine Therapie

Konsequente Kompression, häufiges Hochlagern der betroffenen Extremitäten, Vermeiden von langem Stehen oder Sitzen mit herunterhängenden Beinen. Gehtraining. Regelmäßige Kaltwasseranwendungen, z.B. Güsse oder Wassertreten, keine heißen Bäder oder Duschen

1.7.2 Phytotherapie

Frühzeitiger Einsatz von Rosskastanienextrakten im Stadium I oder bereits bei subjektiven Beschwerden wie müden, schweren Beinen, kann ein Fortschreiten der Erkrankung verlangsamen oder aufhalten. Eine Indikation besteht insbesondere bei Unverträglichkeit oder Nichtdurchführbarkeit der oben angegebenen Allgemeinmaßnahmen. Die Wirkungen von Mäusedornwurzelextrakten sind weniger gut untersucht als die von Rosskastanienextrakt. Ab Stadium II sollten Phytopharmaka nur noch adjuvant eingesetzt werden.

1.7.3 Arzneidrogen-Profile

Mäusedornwurzelstock

Rusci aculeati rhizoma, *Ruscus aculeatus* L.

AG: Adjuvant bei CVI mit Schmerzen und Schweregefühl in den Beinen, nächtlichen Wadenkrämpfen, Juckreiz und Schwellungen

Adjuvant bei Hämorrhoiden

W: Venentonisierend, antiexsudativ, gefäßabdichtend

KI: Keine bekannt

UW: Selten Magenbeschwerden und Übelkeit

WW: Keine bekannt

H: Therapie mindestens über drei Monate. Nur in Form von Fertigarzneimitteln empfehlenswert. Unerwünschte Wirkungen seltener als unter Rosskastanienextrakten, Wirksamkeit aber weniger gut belegt

D/A: TD: Gesamtextrakt entsprechend 7–11 mg Ruscogeninen

AM: Fagorutin® Ruscus Kapseln, 1 Kapsel enth. 37 mg TE (Methanol, 15–20:1) mit 4,5 mg Gesamtrusgogenin, 2 × tgl. 1 Kapsel

Phlebodril® mono Kapseln, 1 Kapsel enth. 150 mg TE (Ethanol 50%, 4,5–6:1) mit 3,72 mg Gesamtrusgogenin, 2–3 × tgl. 2 Kapseln

Duoform® novo Drg., 1 Drg. enth. 122,5 mg TE (Ethanol 80%, 5,0–8,5:1), 2–3 × tgl. 1 Drg.

B: ++ CVI

+ Adjuvant bei Hämorrhoiden

Rosskastaniensamen

Hippocastani semen, *Aesculus hippocastanum* L.

AG:	Beschwerden bei CVI
W:	Venentonisierend, antiexsudativ, gefäßabdichtend
KI:	Keine bekannt
UW:	Selten Magenbeschwerden
WW:	Keine bekannt
H:	Therapie mindestens über drei Monate
D/A:	TD: 100 mg Aescin (alternativ 1 mg/kg Körpergewicht) 2 × tgl. 250–350 mg Extrakt, entsprechend 100 mg Aescin
AM:	Noricaven® retard Retard-Tabletten, 1 Tabl. enth. 263,2 mg TE (Ethanol 50%, 4,5–5,5:1), mit 50 mg Aescin, 2 × tgl. 1 Tabl.
	Venalot® novo Depot Ret., 1 Kaps. enth. 240–290 mg TE (Ethanol 50%, 4,5–5,5:1), mit 50 mg Aescin, 2 × tgl. 1 Kaps.
	Venostasin® retard, 1 Kaps. enth. 240–290 mg TE (Ethanol 50%, 4,5–5,5:1), mit 50 mg Aescin, 2 × tgl. 1 Kaps.
	Venoplant® retard S, 1 Retardtabl. enth. 263,2 mg TE (Ethanol 50%, 4,5–5,5:1), mit 50 mg Aescin, 2 × tgl. 1 Tabl.
	Generika mit entsprechenden Trockenextrakten im Handel
B:	+++

1.8 Dementielle Syndrome

Organisch bedingte meist progrediente Hirnleistungsstörungen. Symptome sind u. a. Gedächtnisstörungen, Desorientiertheit, depressive Syndrome, Inkontinenz, Immobilität, Kopfschmerzen und Schwindel. Zu unterscheiden sind primäre, degenerativ bedingte Demenzen von sekundären, die als Folge von internistischen, neurologischen oder psychiatrischen Krankheitsbildern entstehen können.

1.8.1 Allgemeine Therapie

Hirnleistungstraining mit Gedächtnis-, Konzentrations- und Wahrnehmungsübungen. Physikalische Therapie mit Hydro- und Bewegungstherapie. Ergotherapie. Bei sekundären Formen Therapie der Grundkrankheit

1.8.2 Phytotherapie

Die Wirksamkeit von Ginkgoblätter-Spezialextrakten als alleinige medikamentöse Therapie bei primären oder als adjuvante Therapie bei sekundären Demenzen ist in zahlreichen Studien belegt.

1.8.3 Arzneidrogen-Profil

Ginkgoblätter

Ginkgo biloba folium, *Ginkgo biloba* L.

AG: Symptomatische Therapie hirnorganisch bedingter Leistungsminderung. Verbesserung der schmerzfreien Gehstrecke bei pAVK im Stadium II. Schwindel, Tinnitus

W:	Thrombozytenaggregationshemmung. Steigerung der Hypoxietoleranz des Gewebes. Senkung der Kapillarpermeabilität. Allgemein antioxidativ
KI:	Allergie gegen Ginkgo-Präparate
UW:	Gastrointestinale Beschwerden; Kopfschmerzen; allergische Hautreaktionen
WW:	Keine bekannt
H:	Anwendungsdauer bei pAVK und Hirnleistungsminderung mind. 8 Wochen, bei Tinnitus oder Schwindel ist bei darüber hinausgehender Behandlungsdauer keine spezifische Wirkung mehr zu erwarten.
D/A:	TD 120–240 mg TE pro Tag
AM:	Kaveri® 120 mg, 1 Filmtabl. enth. 120 mg TE (Aceton 60 %, 35–67:1), 2 × tgl. 1 Filmtabl.
	Kaveri® 40, 1 ml ≙ 20 Tr. enth. 40 mg TE (Aceton 60 %, 35–67:1), 3 × tgl. 20–40 Tr.
	Rökan® novo 120 mg, 1 Filmtabl. enth. 120 mg TE (Aceton 60 %, 35–67:1), 2 × tgl. 1 Filmtabl.
	Rökan® Tropfen 40 mg, 1 ml ≙ 20 Tr. enth. 40 mg TE (Aceton 60 %, 35–67:1), 3 × tgl. 20–40 Tr.
	Tebonin® intens, 1 Filmtabl. enth. 120 mg TE (Aceton 60 %, 35–67:1), 2 × tgl. 1 Filmtabl.
	Tebonin® forte, 1 ml ≙ 20 Tr. enth. 40 mg TE (Aceton 60 %, 35–67:1), 3 × tgl. 20–40 Tr.
	Generika mit entsprechenden Trockenextrakten im Handel
B:	+++ Hirnleistungsminderung
	+++ pAVK
	+++ Schwindel, Tinnitus

2

Atemwegserkrankungen

2.1 Viraler Infekt der oberen Luftwege

Saisonabhängig. Symptome sind Schnupfen, Halsschmerzen, Husten, Heiserkeit.

Zusätzlich Allgemeinsymptome: Fieber, Abgeschlagenheit, Kopf- und Gliederschmerzen

2.1.1 Allgemeine Therapie

Körperliche Schonung, Bettruhe bei Fieber, Wadenwickel, Schwitzkur, viel trinken, heiße Tees, leichte Kost, temperaturansteigende Fußbäder

2.1.2 Phytotherapie

Symptomatische Therapie in Form von Einreibung mit ätherischen Ölen, Inhalationen; schweißtreibende, antipyretische und antiphlogistische Wirkung (Erkältungsbäder, Teemischungen).

Es stehen Phytopharmaka zur inneren und äußeren Anwendung zur Verfügung.

2.1.3 Arzneidrogen-Profile

Anisöl

Anisi fructus aetheroleum, *Pimpinella anisum* L.

AG: Katarrhe der Atemwege, dyspeptische Beschwerden

W: Sekretomotorisch, expektorierend; spasmolytisch, karminativ

KI: Schwangerschaft; Allergie gegen Anis bzw. Anethol

UW: Gelegentlich allergische Reaktionen der Haut, an den Atemwegen und im Gastro-Intestinal-Trakt

WW:	Keine bekannt
H:	Inhalation auch bei äußerl. Anwendung des Öles möglich
D/A:	**Inhalation, innerl.:** 0,3 g ätherisches Öl (ca. 12 Tr.), 1–3 × tgl.
	Äußerl.: in Zubereitung mit 5–10% Anisöl
AM:	Siehe Kombinationspräparate S. 25 f.
B:	+

Eukalyptusöl

Eucalypti aetheroleum, *Eucalyptus globulus* Labill. u. a.

AG:	Erkältungskrankheiten, rheumatische Beschwerden
W:	Sekretomotorisch, schwach spasmolytisch; Cineol auch antiinflammatorisch
KI:	**Innerl.:** Entz. Erkrankungen im Gastro-Intestinal-Trakt und der Gallenwege, schwere Lebererkrankungen
	Äußerl.: Bei Sgl. und Klkdr. nicht im Gesicht, nicht zur Inhalation → Glottiskrampf oder Bronchospasmus bis hin zu asthmaähnlichen Anfällen oder zum Atemstillstand
UW:	Übelkeit, Erbrechen und Durchfälle, Allergien
	Überdosierung → lebensgefährliche Vergiftungen;
	Kdr.: Bereits wenige Tr., Erw.: > 4–5 ml → BD ↓, Kollaps, Atemlähmung
WW:	Enzyminduktion in der Leber
D/A:	Mittlere TD 0,3–0,6 g ätherisches Öl (ca. 15–30 Tr.)
AM:	Siehe Kombinationspräparate S. 25 f.
B:	+

Pfefferminzöl

Siehe auch Kap. 3.10 Reizdarmsyndrom, S. 92 f.
Menthae piperitae aetheroleum, *Mentha × piperita* L.

AG: **Innerl.:** Katarrhe der oberen Luftwege; krampfartige Beschwerden im oberen Gastro-Intestinal-Trakt und der Gallenwege, Colon irritabile

Äußerl.: Muskel-, Nerven- und Kopfschmerzen, Schnupfen und Husten

Lokal: Mundschleimhautentzündungen

W: U. a. reflektorische Steigerung der Sekretion der Schleimhaut der Atemwege

KI: Verschluss der Gallenwege; Gallenblasenentzündung; schwere Leberschäden

Äußerl.: Bei Sgl. und Klkdr. nicht im Gesicht, nicht zur Inhalation → Glottiskrampf oder Bronchospasmus bis hin zu asthmaähnlichen Anfällen oder zum Atemstillstand

UW: Bei empfindlichen Personen können Magenbeschwerden auftreten

WW: Keine bekannt

H: Verwendung auch bei Juckreiz. Bei chronischen Magenbeschwerden ist von einem Dauergebrauch abzuraten

D/A: Mittlere TD 6–12 Tr.

AM: Siehe Kombinationspräparate S. 25 f.

B: + Katarrhe der Atemwege, Mundschleimhautentzündungen

++ Neuralgien

+++ krampfartige Beschwerden im oberen Gastro-Intestinal-Trakt und der Gallenwege sowie Colon irritabile

+++ Spannungskopfschmerz

AM: **zur Einreibung und Inhalation:**

Kombinationspräparate:

Bronchoforton® Salbe, 1 g Salbe enth. Eukalyptusöl 100 mg, Fichtennadelöl 100 mg, Pfefferminzöl 50 mg, zur Einreibung und Inhalation Erw. 3–5 cm, Kdr. 1–3 cm langen Salbenstrang auftragen bzw. mit 0,6 l heißem Wasser übergießen, Inhalation 2–4 × tgl. ca. 10 min

Pinimenthol® Erkältungssalbe, 1 g Salbe enth. Eukalyptusöl 200 mg, Kiefernadelöl 177,8 mg, Levomenthol 27,2 mg, Einreibung 2–4 × tgl., 3–4 cm langer Salbenstrang, Inhalation ca. 5 cm langer Salbenstrang, mit heißem Wasser übergießen, bis zu 3 × tgl. mehrere min inhalieren

Soledum® Balsam, 1 g Lsg. enth. Cineol 150 mg, Einreibung Erw. 2–4 × tgl. 5–15 Tr., Kdr., Sgl. 1–2 × tgl. 5–10 Tr., Inhalation 15–20 Tr./250 ml heißes Wasser

Kapseln zum Einnehmen vor den Mahlzeiten:

Exeu® Kapseln, 1 Kaps. enth. Eukalyptusöl 200 mg, 2–3 × tgl. 1 Kaps.

Soledum® Kapseln, 1 Kaps. enth. Cineol 100 mg, Erw. 3–4 × tgl. 2 Kaps., Kdr. < 10 Jahren 3 × tgl. 1 Kaps.

Kombinationspräparate:

Bronchocedin®N Kapseln, 1 Kaps. enth. Eukalyptusöl 100 mg, Anisöl 50 mg, Pfefferminzöl 38 mg, 3 × tgl. 1 Kaps.

Bronchoforton® Kapseln, 1 Kaps. enth. Eukalyptusöl 75 mg, Anisöl 75 mg, Pfefferminzöl 75 mg, 3 × tgl. 1 Kaps. zur Weiter- bzw. Dauerbehandlung üblicherweise 2 × tgl. 1 Kaps.

2.2 Pharyngitis, Laryngitis, Tracheitis

Entzündung von Rachen, Kehlkopf und Luftröhre, zunächst viral, häufig mit bakterieller Superinfektion. Symptome sind Halsschmerzen, Schluckbeschwerden, Räuspern, Fieber, Reizhusten und Lymphknotenschwellungen.

2.2.1 Allgemeine Therapie

Viel trinken, flüssige Kost, Meiden von Milch, scharfen Gewürzen und Obstsäften, Nikotinverzicht, wenig sprechen

2.2.2 Phythotherapie

Entweder alleinige Phytopharmakotherapie oder adjuvante Therapie bei erforderlicher Antibiotikagabe

Zum Einsatz kommen Phytopharmaka zur inneren und äußerlichen Anwendung.

2.2.3 Arzneidrogen-Profile

Salbeiblätter/-öl

Salviae folium, *Salvia officinalis* L.

AG: **Lokal:** Entzündung der Mund- und Rachenschleimhaut wie Zahnfleischentzündungen und Prothesendruckstellen

Innerl.:	Dyspeptische Beschwerden und vermehrte Schweißsekretion unterschiedlicher Genese
W:	Antiphlogistisch, desinfizierend, adstringierend
KI:	Während der Schwangerschaft sollten alkoholische Extrakte sowie das reine ätherische Öl nicht eingenommen werden.
UW:	Keine bekannt
WW:	Keine bekannt
H:	Epileptiforme Krämpfe bei langandauernder Einnahme von alkoholischen Extrakten und des reinen ätherischen Öls
D/A:	TD 4–6,0 g Droge bzw. 0,1–0,3 g ätherisches Öl
	Gurgel-, Spüllösung: 1–2 TL Droge bzw. 2–3 Tr. Öl/100 ml
	Tee: 1 TL/150 ml, 10–15 min, 2–4 × tgl. 1 Tasse
AM:	Salvysat® Bürger, 1 g Tr. enth. 800 mg Blätterfluidextrakt (Wasser, 1:2,9–3,1), Salbeiöl 1 mg, 3 × tgl. 40–60 Tr.
	Salviathymol® N, 1 g enth. Salbeiöl 2 mg neben anderen ätherischen Ölen, zum Gurgeln und Mundspülen bis zu 5 × tgl., nach Bedarf auch öfter, ca. 20 Tr./125 ml lauwarmes Wasser
B:	+

Kamillenblüten

Siehe Kap. 3.2 Gastritis, S. 50 f.

2.3 Tonsillitis

Akute Entzündung der Gaumenmandeln, meist viral, oft mit anschließender bakterieller Superinfektion, dabei Schluckbeschwerden, Halsschmerzen, Fieber, Anschwellen der regionalen Lymphknoten

2.3.1 Allgemeine Therapie

Flüssige Kost, keine scharfen Speisen und Obstsäfte. Nikotinverzicht, Schonung, Bettruhe bei Fieber

2.3.2 Phytotherapie

Nur adjuvante Therapie: Bei bakterieller Besiedelung Abstrich und gezielte Antibiotikatherapie.

Es können verschiedene Phytotherapeutika zur adstringierenden und antiphlogistischen Therapie angewandt werden.

2.3.3 Arzneidrogen-Profile

Salbeiblätter/-öl

Siehe Kap. 2.2 Pharyngitis, Laryngitis, Tracheitis, S. 26 f.

Kamillenblüten

Siehe Kap. 3.2 Gastritis, S. 50 f.

2.4 Rhinitis acuta

Akuter Katarrh der Schleimhäute von Nase und Nasennebenhöhlen mit Sekreten und Erkältungssymptomatik

2.4.1 Allgemeine Therapie

Luftbefeuchtung, Inhalation mit Emser Salz, viel trinken, körperliche Schonung nur bei Fieber

2.4.2 Phytotherapie

Zunächst alleiniger Einsatz von Phytotherapeutika, ggf. zusammen mit Sympathomimetika. Antibiotika nur bei bakterieller Superinfektion.

Zur Anwendung kommen Phytotherapeutika zum Inhalieren, Tees und Nasensprays.

2.4.3 Arzneidrogen-Profile

Anisöl

Siehe Kap. 2.1 Viraler Infekt der oberen Luftwege, S. 22 f.

Eukalyptusöl

Siehe Kap. 2.1 Viraler Infekt der oberen Luftwege, S. 23

Pfefferminzöl

Siehe Kap. 2.1 Viraler Infekt der oberen Luftwege, S. 24 ff.

2.5 Sinusitis

Entzündung der Nasennebenhöhlenschleimhäute mit Schnupfen, Kopfschmerzen, Gesichtsschmerz. Begünstigende Faktoren sind Septumdevation, adenoide Vegetationen, Polypen.

2.5.1 Allgemeine Therapie

Luftbefeuchtung (Ultraschallvernebelung), Inhalation mit Emser Salz, Rotlicht, viel trinken, ggf. Akupunktur

2.5.2 Phytotherapie

Phytopharmakotherapie zur innerl. und äußerl. Anwendung, als Inhalation und Nasenspülung

2.5.3 Arzneidrogen-Profile

Anisöl

Siehe Kap. 2.1 Atemwegserkrankungen, S. 22 f.

Eukalyptusöl

Siehe Kap. 2.1 Atemwegserkrankungen, S. 23

Pfefferminzöl

Siehe Kap. 2.1 Atemwegserkrankungen, S. 24 ff.

AM: Kombinationspräparate:

Gelomyrtol® forte magensaftresistente Kaps., 1 Kaps. enth. Myrtol stand. 300 mg, entspr. 1,8-p-Menthadien 75 mg,

Cineol 75 mg, α-Pinen 20 mg, Erw. akut 3–4 × tgl. 1 Kaps., chron. 2 × tgl. 1 Kaps., Kdr. < 10 Jahre die halbe Dosierung

Sinupret® forte Drg., 1 Drg. enth. Enzianwurzel 12 mg, Primelblüten mit Kelch 36 mg, Sauerampferkraut 36 mg, Holunderblüten 36 mg, Eisenkraut 36 mg, Erw. und Kdr. > 12 J. 3 × tgl. 1 Drg.

2.6 Akute und chronische Bronchitis

Akute, meist virale Entzündung der Bronchialschleimhaut; auslösende Faktoren sind Rauchen, Kälte, Feuchtigkeit, Inhalationsgifte.

Die chronische Bronchitis ist definiert als Husten und Auswurf an den meisten Tagen von mind. drei Monaten in zwei aufeinander folgenden Jahren.

Ursächlich sind Rauchen, Staub, Lungenvorerkrankungen, klimatische Bedingungen.

Im Verlauf fortschreitende Zerstörung des Flimmerepithels, häufig bakterielle Superinfektionen, Ausbildung eines Lungenemphysems

2.6.1 Allgemeine Therapie

Nikotinverzicht, viel trinken, frische Luft, Atemgymnastik

2.6.2 Phythotherapie

Phytopharmaka wirken symptomatisch, hustenlindernd, reizlindernd, antiphlogistisch, bronchospasmolytisch und sekretolytisch.

Je nach Schweregrad frühzeitiger alleiniger kurativer Einsatz oder Kombinationstherapie mit chemisch definierten Arzneimitteln bzw. adjuvante Therapie. Es stehen diverse Phytopharmaka zur inneren und äußerlichen Anwendung zur Verfügung, deren Wirksamkeit häufig in klinischen Studien belegt wurde.

2.6.3 Arzneidrogen-Profile

Thymiankraut

Thymi herba, *Thymus vulgaris* L., *T. zygis* L.

AG: **Innerl./Äußerl.:** Symptome der Bronchitis und des Keuchhustens, Katarrhe der oberen Luftwege

Lokal: Entzündungen des Mund- und Rachenraumes

W: Expektorierend, sekretomotorisch, sekretolytisch, spasmolytisch, antibakteriell

KI: Bei bestimmungsgemäßer Anwendung nicht bekannt

UW: Keine bekannt

WW: Keine bekannt

H: Kombinationen mit anderen expektorierend wirksamen Drogen können sinnvoll sein

D/A: **Innerl.:** TD 10,0 g Droge

Tee: 1–2 g (1–2 TL)/150 ml, 10–15 min, mehrmals tgl. 1 Tasse

AM: Aspecton® Hustensaft, 5 ml Saft enth. 835 mg Fluidextrakt, Erw. und Kdr. 10–16 J. 1–3 × tgl. 10 ml, Kdr. 4–10 J. 1–3 × tgl. 5 ml, Kdr. 1–4 J. 1–2 × tgl. 5 ml

Aspecton® Hustentropfen, 1 ml ≙ 30 Tr. enth. 1,06 g Fluidextrakt, Erw. und Kdr. 10–16 J. 1–3 × tgl. 30–60 Tr., Kdr. 4–10 J. 1–3 × tgl. 14–37 Tr., Kdr. 1–4 J. 1–3 × tgl. 8–30 Tr.

Bronchicum® Pastillen, 1 Pastille enth. 100 mg Fluidextrakt (Glycerol, Ethanol, Wasser) 100 mg/NH_3, mehrmals tgl. 1–2 Pastillen langsam im Munde zergehen lassen

Thymipin® N Saft, 5 ml Saft enth. 2,025 mg Fluidextrakt (Ethanol 30%), 1:2–2,5, Sgl. und Kleinkdr. < 2 J. 2 × tgl. 0,5–1 ml, Kdr. (ab 2 J.) 2–3 × 1–2,5 ml, Erw. bis zu 6 × tgl. 2,5–5 ml

Thymipin® N Tropfen, 1 ml ≙ 20 Tr. enth. Fluidextrakt (Ethanol 30%), 1:2–2,5; Sgl. mehrmals tgl. 4–8 Tr., Kdr. mehrmals tgl. 10–20, Erw. mehrmals tgl. 20–40 Tr.

B: +

Primelblüten/-wurzel

Primulae flos, P. radix, *Primula veris* L.

AG: Katarrhe der Luftwege, Expektorans bei Husten und Bronchitis

W: Expektorierend, sekretomotorisch, sekretolytisch (reflektorisch über Reizung sensibler Magennerven?)

KI: Primelallergie

UW: Bei Überdosierung können Übelkeit, Brechreiz, Magenbeschwerden und Durchfälle auftreten.

WW: Keine bekannt

H: In seltenen Fällen Magenbeschwerden und Übelkeit (Saponinreizwirkung)

D/A: Blüten TD 2–4,0 g Droge

Wurzel TD 0,5–1,5 g Droge

Tee Blüten: 1 TL/150 ml, 10–15 min, mehrmals tgl. 1 Tasse

Tee Wurzel: ¼ TL/150 ml, 10–15 min, 1–3 × tgl. 1 Tasse

AM: Ipalat® Halspastillen, 1 Pastille enth. 7,5 mg Extrakt (Ethanol 20%, 4:1), mehrmals tgl. 1–3 Pastillen

Kombinationspräparat:

Bronchicum® Tropfen, 1 ml enth. 400 mg Thymianfluidextrakt 1:3, 200 mg Primelwurzeltinktur 1:5, 3–5 × tgl. 25–30 Tr.; Saft in entspr. Dosierung

B: + bis ++

Spitzwegerichkraut/-blätter

Plantaginis lanceolatae herba, -folium, *Plantago lanceolata* L.

AG: **Innerl.:** Katarrhe der Atemwege

Äußerl.: Leichte entzündliche Prozesse der Haut

Lokal: Entzündungen der Mund- und Rachenschleimhaut

W: Antibakteriell, antiinflammatorisch, schleimbildend und mit expektorierenden Effekten

KI: Keine bekannt

UW: Keine bekannt

WW: Keine bekannt

D/A: **Innerl.:** TD 3–6,0 g Droge

Tee: 1½ TL/150 ml, 10–15 min, 3–4 × tgl. 1 Tasse

Äußerl./lokal: 1½ TL/150 ml, Kaltansatz, 1–2 h, 3–4 × tgl. für Umschläge, zum Spülen oder Gurgeln

AM: Broncho-Sern® Sirup, 7,5 ml ≙ 1 ML (7,5 ml) enth. 1,875 g Fluidextrakt (Ethanol 20%), 1:1, 3 × tgl. 5–7,5 ml

B: +

2.7 Pertussis

Siehe auch Pädiatrie, Kap. 11.1 Krampfhusten, S. 202

Bakterielle Infektion mit Bordetella pertussis, die besonders für Säuglinge lebensbedrohlich sein kann. Verlauf in 3 Stadien:

- Stadium catarrhale (1–2 Wochen): mit Temperaturerhöhung, Rhinitis, Conjunctivitis, Husten
- Stadium convulsivum (3–6 Wochen): mit nächtlichen Hustenanfällen, Apnoe, Zyanose, Erbrechen, Erschöpfung, conjunctivalen Blutungen
- Stadium decrementi (2–4 Wochen): mit Rückgang des Hustens

2.7.1 Allgemeine Therapie

Schonung, viel trinken

2.7.2 Phythotherapie

Nur adjuvante Therapie mit Bronchospasmolytika und Expektoranzien möglich.

Antibiotika-Therapie unerlässlich

2.7.3 Arzneidrogen-Profile

Efeublätter

Hederae helicis folium, *Hedera helix* L.

AG: Bei chronisch-entzündlichen Bronchialerkrankungen zur symptomatischen Behandlung. Katarrhe der Atemwege wie Keuchhusten und spastische Bronchitis

W: Expektorierend, sekretolytisch, mucolytisch, spasmolytisch

KI: Bekannte Allergien gegen Efeu und dessen Zubereitungen

UW: Sensibilisierung möglich

WW: Nicht bekannt

H: Verwendung als Teezubereitung nicht üblich; Fertigarzneimittel mit standardisierten Extrakten bevorzugen

D/A: Mittlere TD 0,3 Droge

AM: Prospan® Tropfen, 100 g enth. 2 g Blättertrockenextrakt (Ethanol 30%, 5–7,5:1); Erw., Kdr. > 10 J. 24 Tr., Kdr. 4–10 J. 16 Tr., Kdr. 1–4 J. 12 Tr., je 3 × tgl.

Prospan® Saft, 100 ml enth. 0,7 g Blättertrockenextrakt (Ethanol 30%, 5–7,5:1); Erw. 5–7,5 ml, Schulkdr., Jgl. 5 ml, Sgl., Klkdr. 2,5 ml, je 3 × tgl.

B: ++ bis +++

Sonnentaukraut

Droserae herba, *Drosera madagascariensis* DC., *D. peltata* Smith

AG: Bei Affektionen der Atemwege, inbesondere bei Krampf- und Reizhusten

W: Antitussiv, sekretolytisch und spasmolytisch

KI: Keine bekannt

UW: Selten Überempfindlichkeitsreaktionen

WW: Keine bekannt

H: Bei Verwendung als Teedroge wegen des schwankenden Naphthochinongehaltes auf Pflanzenmaterial mit Prüfzertifikat achten

D/A: Mittlere TD 3 g Droge; 2–10 g, je nach Naphthochinongehalt, 10 min ziehen lassen

AM: Makatussin® Saft Drosera zuckerfrei, 5ml ≙ 1 TL enth. 0,40 g Droserafluidextrakt 1:1; Erw. 2–3 × tgl. 1–2 TL, Kdr. 6–14 J. 1–2 × tgl. 1 TL; Kdr. < 6 J. 1 × tgl. 1–2 TL

B: + bis ++

Thymiankraut

Siehe Kap. 2.6 Akute und chronische Bronchitis, S. 32 f.

2.7.4 Teemischungen

Tab. 1: Wirkungen bzw. Mehrfachwirkungen einiger Arzneidrogen zur Behandlung der Atemwegserkrankungen

Droge \ Wirkung	antitussiv	mucilaginös	expektorierend, sekretomotorisch	bronchospasmolytisch
Efeublätter		+	+	+
Eibischwurzel	+	+		
Eukalyptusblätter			+	+
Fenchelöl			+	+
Huflattichblätter		+		
Isländisches Moos		+		
Lindenblüten	+		+	
Pfefferminzöl			+	+
Spitzwegerichkraut		+		
Süßholzwurzel			+	+
Taubnesselblüten, weiße		+		
Thymiankraut			+	+

Bronchial-Tee (Teerezeptur AKO)
Rp.
Foeniculi fructus   30,0
Plantaginis herba   20,0
Thymi herba   30,0
Liquiritiae radix   20,0
M.f.spec. pectorales
D.S.: 1 TL mit 1 Tasse kochendem Wasser übergießen und 10 min ziehen lassen, abseihen,
2–3 × tgl. 1 Tasse trinken

3

Erkrankungen des Magen-Darm-Traktes und der Verdauung

3.1 Appetitlosigkeit

Appetitlosigkeit tritt als funktionelle Störung, als Symptom verschiedenster Erkrankungen u.a. im Magen-Darm-Bereich, bei Infektionserkrankungen, bei Malignomen, bei seelischen Erkrankungen wie Anorexia nervosa oder depressiven Syndromen, als medikamentöse Nebenwirkung z.B. bei Therapie mit Zytostatika oder als Alterserscheinung auf. Eine Behandlungsindikation besteht bei subjektivem Leidensdruck, bei Auftreten von deutlichem Untergewicht oder bei Mangelerscheinungen.

3.1.1 Allgemeine Therapie

Im Vordergrund steht die Therapie der jeweiligen Grunderkrankung. Bei der Speisenzubereitung Verwendung appetitsteigernder Gewürze wie z.B. Thymian, Ingwer oder Zimt. Physikalische Therapie mit Hydro- und Bewegungstherapie

3.1.2 Phytotherapie

Phytopharmaka sind zur symptomatischen Therapie der Appetitlosigkeit als funktionelle Störung sehr gut geeignet. Es steht eine Vielzahl von Drogen zur Verfügung. Nach Inhaltsstoffen und Geschmack werden unterschieden:
- einfache Bitterstoffdrogen, Amara pura,
- aromatische Bitterstoffdrogen, Amara-Aromatica,
- aromatische Drogen, Aromatica,
- Scharfstoffdrogen, Amara-Acria.

Entsprechende Zubereitungen sollten jeweils ca. 30 min vor den Mahlzeiten eingenommen werden. Zu hohe Dosen von Bitterstoffen wirken appetithemmend! Bei Dauerbehandlungen kann sich nach anfänglich erfolgreicher Therapie eine von erneutem Appetitmangel begleitete Abneigung gegen den Geschmack der Drogen ausbilden.

3.1.3 Arzneidrogen-Profile

Angelikawurzel

Angelicae radix, *Angelica archangelica* L.

- AG: Appetitlosigkeit, Verdauungsbeschwerden
- W: Förderung der Magensaftproduktion, spasmolytisch
- KI: Schwangerschaft, Magen-Darm-Geschwüre
- UW: Photosensibilisierung möglich
- WW: Keine bekannt
- H: Amarum aromaticum. Während der Anwendung sollte intensive UV-Bestrahlung vermieden werden. Gut in Kombination mit anderen Amara
- D/A: TD 4,5 g Droge

    Tee: gemäß St.-Zul. 2–4 g ≙ 1 TL/150 ml, 10 min, 1–2 × tgl. 1 Tasse 30 min vor den Mahlzeiten

    Tinktur (Angelicae tinct. 1:5): 20–30 Tr. in ½ Glas ≙ 100 ml Wasser ca. 30 min vor den Mahlzeiten

    Fluidextrakt (1:1): 20–30 Tr. in ½ Glas Wasser oder 10 Tr. auf einem Stück Zucker ca. 30 min vor den Mahlzeiten

- AM: Kombinationspräparat:

    Iberogast® (Angelikawurzel, Kamillenblüten, Kümmel, Mariendistelfrüchte, Melissenblätter, Pfefferminzblätter, Schöllkraut, Süßholzwurzel, Bittere Schleifenblumen) 3 × tgl. 6–20 Tr. in ½ Glas lauwarmes Wasser

- B: +

Enzianwurzel

Gentianae radix, *Gentiana lutea* L.

AG: Appetitlosigkeit, Völlegefühl. Verdauungsbeschwerden aufgrund zu geringer Magensaftproduktion

W: Steigerung der Speichel-, Magensaft-, Pankreas- und Bronchialsekretion. Motilitätssteigernd an Magen und Dünndarm

KI: Magen- und Zwölffingerdarmgeschwüre

UW: Kopfschmerzen, Übelkeit, Erbrechen

WW: Keine bekannt

H: Reines Amarum, höchster Bitterwert aller einheimischen Drogen. Darf wegen ausgeprägter NW bei Einnahme der frischen Pflanze nur getrocknet verwendet werden

D/A: TD 2–4 g Droge, Zubereitungen entsprechend

Tee: gemäß St.-Zul. 1 g ($^1/_3$ TL)/150 ml, 10–15 min, mehrmals tgl. 1 Tasse 30 min vor den Mahlzeiten

Tinktur: 1–3 g Enziantinktur (Gentianae tinct. 1:10): gemäß St.-Zul. 3 × tgl. 10–30 Tr. 30 min vor dem Essen

Fluidextrakt: 2–4 g

AM: Enziagil® Magenplus Kapseln, 1 Kaps. enth. 120 mg TE (Ethanol 53%, 4,5–5,5:1), 2–3 × tgl. 2 Kaps. 30 min vor den Mahlzeiten

B: +

Pomeranzenschalen

Aurantii pericarpium, *Citrus aurantium* L. ssp. *aurantium*

AG:	Appetitlosigkeit, Verdauungsbeschwerden
W:	Reflektorische Steigerung der Speichel- und Magensaftproduktion, leicht spasmolytisch
KI:	Keine bekannt
UW:	Photosensibilisierung besonders bei hellhäutigen Typen möglich
WW:	Keine bekannt
H:	Amarum aromaticum. Wegen des angenehmen Geschmackes gut für Kdr. geeignet
D/A:	TD 4–6,0 g Droge
	Tinktur: 2–3,0
	Trockenextrakt: 1–2,0
	Sirup (Sirupus Aurantii amari): 3 × tgl. 1 TL in warmem Wasser gelöst 30 min vor den Mahlzeiten (s. Kap. 11.5 Erkrankungen im Kindesalter, Appetitlosigkeit, S. 208 f.)
AM:	Kombinationspräparat:
	Carminativum-Hetterich® Madaus (Pomeranzenschalen, Fenchel, Kamillenblüten, Kümmel, Pfefferminzblätter) (siehe Kap. 3.4 Dyspepsie, S. 58)
B:	+

Tausendgüldenkraut

Centaurii herba, *Centaurium erythrea* Rafn.

- AG: Appetitlosigkeit. Dyspeptische Beschwerden
- W: Steigerung der Magensaftsekretion
- KI: Magen- und Darmgeschwüre
- UW: Keine bekannt
- WW: Keine bekannt
- H: Amarum. Nahezu geruchlos
- D/A: Mittlere TD 6,0 g Droge

    Tee: gemäß St.-Zul. ca. 2 g (1 TL)/150 ml, 10–15 min, 2–3 × tgl. 1 Tasse 30 min vor den Mahlzeiten

    Tinktur (Centaurii tinct. 1:5): gemäß St.-Zul. 3 × tgl. 10–20 Tr. in warmem Wasser vor den Mahlzeiten
- B: +

Wermutkraut

Absinthii herba, *Artemisia absinthium* L.

- AG: Appetitlosigkeit, Verdauungsbeschwerden, krampfartige funktionelle Beschwerden im Bereich der Gallenwege
- W: Reflektorische Steigerung der Speichel- und Magensaftproduktion, spasmolytisch
- KI: Schwangerschaft (fehlende Erfahrungen), Magen-Darm-Geschwüre
- UW: Keine bekannt
- WW: Keine bekannt

H:	Amarum aromaticum. Isoliertes ätherisches Öl darf wegen hohen Gehaltes an neurotoxisch wirkendem Thujon nicht angewendet werden. Wässrige Auszüge sind thujonarm; gut in Kombination mit anderen Amara.
D/A:	TD 2–3,0 g Droge als wässriger Auszug
	Tee: gemäß St.-Zul. 1,5 g (1 TL)/150 ml, 10 min, 2 × tgl. 1 Tasse vor den Mahlzeiten
	Wermuttinktur (Absinthii tinct. 1:10): gemäß St.-Zul. 3 × tgl. 5–20 Tr. 30 min vor den Mahlzeiten
B:	++

Ingwerwurzelstock

Siehe Kap. 7.4 Reisekrankheit, S. 153 f.

Teufelskrallenwurzel, südafrikanische

Siehe Kap. 9.1 Erkrankungen und Schmerzzustände des Bewegungsapparates, S. 175 f.

Kombinationspräparate siehe Tab. 2

Tab. 2: **Pflanzliche Kombinationspräparate bei Appetitlosigkeit (Auswahl), Mengenangaben/Tabl. bzw. Drg. bzw. ml bzw. g**

	Wermut-kraut	Fenchel-früchte	Kamillen-blüten	Kümmel-früchte	Pfeffer-minz-blätter	Sonstige
Aspasmon® N Tr.				0,03 ml Öl/ml	0,07 ml Öl/ml	0,04 ml Anis-öl/ml
Carmina-tivum-Hetterich® Madaus		60 mg ethanol. Auszug 3:10	50 mg ethanol. Auszug 3:10	65 mg ethanol. Auszug 3:10	55 mg ethanol. Auszug 3:10	70 mg ethanol. Auszug 3:10 aus Pome-ranzen-schalen
Lomatol® Tr.	19,2 mg ethanol.-wäss-rigen Auszug	81,3 mg ethanol.-wäss-rigen Auszug		37,8 mg ethanol.-wäss-rigen Auszug	92,6 mg ethanol.-wäss-rigen Auszug	

3.1.4 Teemischungen

Bei Appetitlosigkeit mit Anazidität und Anorexie
Rp.
Calami rhizoma conc.
Absinthii herba conc.
Menthae pip. fol. conc.   ā ā 30,0
M.f.spec. stomachicae
D.S.: 1 TL mit 1 Tasse kochendem Wasser übergießen und 10 min ziehen lassen, abseihen,
2–3 × tgl. 1 Tasse vor den Mahlzeiten schluckweise trinken.

Bei Appetitlosigkeit
Rp.
Centaurii herba conc.
Millefolii herba conc.
Menthae pip. fol. conc.   ā ā 20,0
M.f.spec. stomachicae
D.S.: 1 TL mit 1 Tasse kochendem Wasser übergießen und 10 min ziehen lassen, abseihen,
2–3 × tgl. 1 Tasse vor den Mahlzeiten lauwarm trinken.

Bei Appetitlosigkeit, etwas bitterer
Rp.
Absinthii herb. conc.   20,0
Centaurii herba conc.   ad 50,0
M.f.spec. stomachicae
D.S.: 2 TL mit 1 Tasse kochendem Wasser übergießen und 10 min ziehen lassen, abseihen,
ca. 30 min vor den Mahlzeiten 1 Tasse schluckweise trinken.

3.2 Gastritis

Schädigung der Schleimhaut im Magen und Zwölffingerdarm unterschiedlicher Ursache. Die akute Gastritis wird häufig durch exogene Faktoren wie bakterielle Toxine, Alkohol- oder Nikotinkonsum, Stress oder Einnahme von Medikamenten verursacht. Bei der chronischen Gastritis liegen autoimmune Vorgänge (Typ A), Helicobacter-pylori-Besiedelung (Typ B) oder chemisch-toxische Schädigungen durch Gallensaftreflux oder die Einnahme bestimmter Medikamente (Typ C) zugrunde.

3.2.1 Allgemeine Therapie

Meiden auslösender Nahrungs- und Genussmittel. Abbau von Stress und Ärger, Entspannungsverfahren. Regelmäßige Mahlzeiten, Zeit zum Essen nehmen. Auslösende Medikamente absetzen

3.2.2 Phytotherapie

Phytotherapie kann erfolgreich bei unkomplizierten, nicht blutenden Gastritiden eingesetzt werden. Bei komplizierteren Verläufen sollten Phytotherapeutika nur adjuvant, z.B. zusammen mit einer Helicobacter-pylori-Eradikationstherapie eingesetzt werden. Je nach Ätiologie der Gastritis kommen pflanzliche Antiphlogistika, Spasmolytika, Sedativa, Mucilaginosa oder sekretionsanregende Drogen zum Einsatz.

3.2.3 Arzneidrogen-Profile

Fenchelfrüchte/-öl

Foeniculi fructus/aetheroleum, *Foeniculum vulgare* Miller var. *vulgare*

AG: Leichte krampfartige Magen-Darm-Beschwerden, Völlegefühl, Blähungen. Katarrhe der oberen Luftwege

W: Förderung der Magen-Darm-Motilität, in höherer Dosierung spasmolytisch. Karminativ, antimikrobiell, appetitsteigernd

KI: Für reines Fenchelöl: Schwangerschaft, Sgl. und Klkdr.

UW: Selten allergische Reaktionen

WW: Keine bekannt

H: Fenchelfrüchte vor der Verwendung zur Freisetzung der äther. Öle leicht quetschen. Fenchelöl soll nicht länger als 2 Wochen ohne Unterbrechung angewendet werden. Wegen des angenehmen Geschmackes besonders für Kdr. geeignet

D/A: Tee: TD 7,5 g Droge

Tee gemäß St.-Zul. 2,5 g (1 TL, frisch zerkleinert)/150 ml, 10–15 min, 2–3 × tgl. 1 Tasse

Sirup oder Honig: 10,0–20,0 g, Zubereitungen entsprechend

Öl: 2–5 Tr. nach jeder Mahlzeit

Fenchelhonig (0,5 g Öl/kg)! Pädiatrie!, 10–20 g einnehmen; Klkd. ½ TL, Sgl. ¼–½ TL

AM: SternBiene® Fenchelsirup mit Honig, 100 g enth. Fenchelöl 100 mg

B: +

Gastritis

Kamillenblüten

Matricariae flos, *Matricaria recutita* L.

AG:	**Innerl.:** Entzündungen und Spasmen im Gastrointestinaltrakt
	Inhal.: Entzündungen und Reizungen im Bereich der Luftwege
	Äußerl.: Entzündungen im Haut-, Schleimhaut-, Anal- und Genitalbereich, Hämorrhoiden. Dysmenorrhoe, Fluor vaginalis
W:	Antiphlogistisch, spasmolytisch, ulkusprotektiv
	Antibakteriell, desodorierend und wundheilungsfördernd
KI:	Überempfindlichkeit gegenüber Korbblütlern
UW:	Keine bekannt
WW:	Keine bekannt
H:	Vielseitiges, sehr bewährtes Mittel, auch für Kdr. gut geeignet
D/A:	**Innerl.:** TD 10–15,0 g Droge
	Tee: gemäß St.-Zul. 3 g (3 TL)/150 ml, 5–10 min, 3–4 × tgl. 1 Tasse zwischen den Mahlzeiten
	Inhal.: 2 EL mit ca. 1 l heißem Wasser übergießen, 3 × tgl. ca. 10 min inhalieren
	Bad: 50,0 g Droge in 1 l Wasser heiß aufgießen, 15 min bedeckt ziehen lassen, abseihen und ins Bad geben
AM:	Kamillan® supra, 1 g enth. 1 g Kamillenblütenextrakt (Ethanol:Wasser, 1:2), entspr. 1,8 mg Kamillenblütenöl, zur innerl. Anwendung: Erw. 30 Tr., Schulkdr. 20 Tr., Sgl. und Klkdr. 10 Tr. jeweils/150 ml warmes Wasser

Kamillosan®, 1 g enth. 0,99 g Kamillenblütenextrakt (Ethanol 38,5%, 1:4-4,5), entspr. 0,5 mg Levomenol, zur innerl. Anwendung: Erw. 5 ml, Schulkdr. bis zu 4 × 2,5 ml jeweils/150 ml warmes Wasser

Kamillopur® Lösung, 1 ml enth. 1 ml Kamillenblüten-Fluidextrakt (Ethanol 55%, 1:1), zur innerl. Anwendung: Erw. 40–60 Tr., Schulkdr. 20 Tr., bis zu 4 × tgl. jeweils/150 ml warmes Wasser

Dosierung variierend nach Anwendungsbereich (innerl. (s. o.), äußerl., zur Inhalation, Balneotherapie)

B: +++ Entzündungen und Spasmen im Gastrointestinaltrakt; Entzündungen im Haut-, Schleimhaut-, Anal- und Genitalbereich

++ Entzündungen und Reizungen im Bereich der Luftwege

3.2.4 Teemischungen

Bei Gastritis
Rp.
Liquiritiae radix conc.   40,0
Matricariae flos tot.   30,0
Menthae pip. fol. conc.   30,0
M.f.spec. stomachicae
D.S.: 1 TL mit 1 Tasse kochendem Wasser übergießen und 10 min ziehen lassen, abseihen,
3–5 Tassen schluckweise zwischen den Mahlzeiten trinken.

Bei chronischer Gastritis
Rp.
Matricariae flos tot.   30,0
Menthae pip. fol. conc.   20,0

Foeniculi fruct. cont.   20,0
Calami rhizoma conc.   30,0
M.f.spec. stomachicae
D.S.: 1 TL mit 1 Tasse kochendem Wasser übergießen und 10 min ziehen lassen, abseihen,
2–3 × tgl. 1 Tasse schluckweise trinken.

Bei chronischer Gastritis
Rp.
Foeniculi fruct. cont.
Menthae pip. fol. conc.
Melissae fol. conc.
Calami rhizoma conc. $\overline{aa}$ 20,0
M.f.spec. stomachicae
D.S.: 1 TL mit 1 Tasse kochendem Wasser übergießen und 10 min ziehen lassen, abseihen,
2–3 × tgl. 1 Tasse schluckweise trinken.

3.3 Ulcus pepticum ventriculi, Ulcus duodeni

Schleimhautdefekt in Magen oder Zwölffingerdarm, der die Muscularis mucosa durchbricht. Ursache können exogene Faktoren wie Alkohol- oder Nikotinkonsum, Stress oder Einnahme von Medikamenten sein. Bei Ulcus ventriculi findet sich häufig, bei Ulcus duodeni fast immer Besiedelung mit Helicobacter pylori.

3.3.1 Allgemeine Therapie

Absetzen auslösender Medikamente, Nikotin- und Alkoholverzicht. Vermeiden von Stress und Hektik, insbesondere beim Essen. Entspannungstherapie

3.3.2 Phytotherapie

Phytotherapie sollte bei diesen Indikationen adjuvant eingesetzt werden, wenn trotz Therapie mit hochwirksamen chemisch determinierten Medikamenten Beschwerden wie krampfartige Schmerzen, Übelkeit oder Inappetenz persistieren.

3.3.3 Arzneidrogen-Profil

Süßholzwurzel

Liquiritiae radix, *Glycyrrhiza glabra* L.

- AG: Ulcus ventriculi oder duodeni, Katharre der oberen Atemwege
- W: Antiphlogistisch durch Hemmung der Prostaglandinsynthese und Hemmung des Cortikoidabbaues in der Leber. Schleimhautprotektiv
- KI: Art. Hypertonie, Hypokaliämie, schwere Niereninsuffizienz, Schwangerschaft, Leberzirrhose, Cholestase
- UW: Bei längerer Anwendung in Dosierung über der empfohlenen Tageshöchstdosis von 600 mg Glycyrrhizin können mineralocortikoide Effekte wie Natrium- und Wasserretention sowie Kaliumverluste mit den Folgen art. Hypertonie, Ödembildung und Hypokaliämie auftreten.
- WW: Vermehrter Kaliumverlust bei gleichzeitiger Therapie mit Diuretika
- H: Bei Anwendung über mehrere Wochen Kontrolle der Serumelektrolyte
- D/A: TD 5–15,0 g Droge entspr. 200–600 mg Glycyrrhizin

    TD Succus liquiritiae 1,5–3,0 bei Ulcus ventriculi/duodeni

Tee: gemäß St.-Zul. 4–5 g (1–2 TL)/150 ml, 10–15 min, 2–3 × tgl. 1 Tasse nach den Mahlzeiten

Süßholzsaft (Liquiritiae succus depur. solut. 1+1), 3–4 × tgl. 1,5–3 g mit Wasser verdünnt vor den Mahlzeiten

AM: Seit 1.7.2003 keine mehr im Handel

B: +

3.4 Dyspepsie

Unspezifischer abdomineller Beschwerdekomplex mit vielgestaltiger Symptomatik, u. a. Druckgefühl oder Schmerzen im Bauchraum, Völlegefühl, Blähungen, Übelkeit, Erbrechen, Obstipation oder Diarrhoe ohne nachweisbare organische Ursachen. Häufig besteht eine allgemeine vegetative Begleitsymptomatik sowie Abhängigkeit von psychischen Faktoren. Synonyma: Reizmagen, Non-ulcer-Dyspepsie, funktionelle Magenbeschwerden

3.4.1 Allgemeine Therapie

Ernährung mit Vollwertkost unter Verzicht auf unverträgliche Nahrungsmittel. Regelmäßige Mahlzeiten. Einschränkung des Nikotin-, Alkohol- und Zuckerkonsums. Ggf. psychotherapeutische Maßnahmen

3.4.2 Phytotherapie

Es steht eine Vielzahl von wirksamen Drogen relativ wenigen chemisch determinierten Medikamenten gegenüber. In vielen Fällen ist die alleinige Phytotherapie der Beschwerden ausreichend, ggf. kann ein Phytopharmakon mit einem chemisch-synthetischen Prokinetikum kombiniert werden. Flüssige Zubereitungen sollten, falls möglich, festen Formen vorgezogen werden.

3.4.3 Arzneidrogen-Profile

Anisfrüchte/-öl

Anisi fructus/-aetheroleum, *Pimpinella anisum* L.

AG: **Innerl.:** Dyspeptische Beschwerden

Inhal.: Katharre der Luftwege

W: Schwach spasmolytisch, antibakteriell, expektorierend, sekretomotorisch

KI: Bekannte Allergie gegen Anis. Reines Öl: Schwangerschaft

UW: Allergische Reaktionen

WW: Keine bekannt

H: Anisfrüchte vor der Verwendung zur Freisetzung der äther. Öle leicht quetschen. Schwächer wirksam als Fenchel oder Kümmel, sehr gut als Geschmackskorrigens.

D/A: **Innerl./Inhal.:** TD 3,0 g Droge bzw. 0,3 g ätherisches Öl

Tee: gemäß St.-Zul. 1,5 g (½ TL, frisch zerkleinert)/150 ml, 10 min, morgens und/oder abends 1 Tasse

Öl: gemäß St.-Zul. Innerl.: 0,3 g äther. (ca. 10–12 Tr.), 1–3 × tgl.

Inhal.: In Zubereitungen mit 5–10% äther. Öl

Kombinationspräparat:

AM: Aspasmon® N Tropfen, 100 ml enth. 7 ml Pfefferminzöl, 4 ml Anisöl, 3 ml Kümmelöl, Erw. u. Jugendl. mehrmals tgl. 25 Tr., in Wasser o. auf Zucker, Kdr. entspr. weniger

B: +

Chinarinde

Cinchonae cortex, *Cinchona pubescens* Vahl

AG: Dyspeptische Beschwerden wie Blähungen mit Völlegefühl. Appetitlosigkeit

W: Amarum. Förderung der Magensaft- und Speichelsekretion

KI: Schwangerschaft. Überempfindlichkeit gegen China-Alkaloide wie Chinin und Chinidin

UW: Gelegentlich Überempfindlichkeitsreaktionen.
Selten Thrombozytopenie mit Blutungsneigung

WW: Wirkungsverstärkung von Antikoagulantien möglich

H: Traditionell bewährte Droge, häufig in Kombination mit anderen Bitterstoffdrogen angewandt

D/A: TD 1–3,0 g Droge

Tee: gemäß St.-Zul. 1 g (1 knapper TL)/150 ml, 10 min, zur Appetitanregung 1 Tasse 30 min vor den Mahlzeiten, bei Verdauungsbeschwerden 1 Tasse nach den Mahlzeiten

Fluidextr. (Extractum chinae fluidum 1:1): gemäß St.-Zul. mehrmals tgl. 15–20 Tr./150 ml Wasser

B: +

Galgantwurzelstock

Galangae rhizoma, *Alpinia officinarum* Hance

AG: Dyspeptische Beschwerden. Appetitlosigkeit

W: Aromatikum. Spasmolytische, antibakterielle und antiphlogistische Wirkung

KI:	Keine bekannt
UW:	Keine bekannt
WW:	Keine bekannt
H:	Gut geeignet bei krampfartigen Oberbauchschmerzen wie beim Roemheld-Syndrom
D/A:	TD 2–4,0 g Droge
	Tee: gemäß St.-Zul. 0,5–1 g ($^1/_3$ TL)/150 ml, bedeckt 5–10 min, 3 × tgl. 1 Tasse 30 min vor den Mahlzeiten
	Tinktur (Galangae tinct. 1:10): gemäß St.-Zul. 3 × tgl. 10 Tr. in Wasser 15 min vor den Mahlzeiten
B:	+

Kümmelfrüchte/-öl

Carvi fructus/- aetheroleum, *Carum carvi* L.

AG:	Dyspeptische Beschwerden wie leichte krampfartige Beschwerden im Magen-Darm-Bereich, Blähungen und Völlegefühl
W:	Spasmolytisch, antimikrobiell
KI:	Keine bekannt
UW:	Öl: Bei Überdosierung zentrale Erregung, Schwindel oder Bewusstseinsstörung möglich
WW:	Keine bekannt
H:	Kümmelfrüchte vor der Verwendung zur Freisetzung der äther. Öle leicht quetschen. Sehr gutes Karminativum, stärker wirksam als Anis oder Fenchel
D/A:	TD 1,5–6,0 g Droge bzw. 3–6 Tr. Kümmelöl

Tee: gemäß St.-Zul. 1–5 g (1 TL, frisch zerkleinert)/150 ml, 10–15 min, Erw. 1–3 × tgl. 1 Tasse, Sgl. Verdünnung der Erw.-Dosis 1:1 mit abgekochtem Wasser

Öl: gem. St.-Zul. 3 × tgl. 1–2 Tr. auf Zucker, in Milch oder Wasser zu den Mahlzeiten

AM: Windsalbe® N, 100 g Salbe enth. 2 g Kümmelöl, 1–2 cm langen Salbenstrang nach dem Bad in die Nabelgegend einreiben

Kombinationspräparate:

Carum carvi Kinderzäpfchen, 1 Supp. enth. unter anderem 20 mg Kümmelsamenextr. (wässrig), Kdr. 1–3 × tgl. 1 Supp., Sgl. 1–3 × tgl. ½ Supp.

Enteroplant® Kapseln, 1 Kaps. enth. 90 mg Pfefferminzöl, 50 mg Kümmelöl, 3 × tgl. 1 Kaps. unzerkaut mit etwas Wasser vor den Mahlzeiten

Carminativum Hetterich® Madaus (s. Tab. 2, S. 46), Erw. 3 × tgl. 30–40 Tr., Kdr. 3 × tgl. 15–20 Tr., in Flüssigkeit während der Mahlzeiten, Sgl. 5–10 Tr./Fläschchen, bei krampfartiger Verstopfung anfangs 10–15 Tr., max. 50 Tr./Tag

Iberogast® Tropfen (u. a. Kümmeltinktur), 3 × tgl. 6–20 Tr., je nach Alter, vor oder zu den Mahlzeiten

B: +

Pfefferminzblätter/-öl

Menthae piperitae folium/- aetheroleum, *Mentha × piperita* L.

AG: **Innerl.:** Krampfartige Beschwerden im Magen-Darm-Bereich sowie der Gallenblase und Gallenwege. Colon irritabile. Mundschleimhautentzündungen

Äußerl.: Myalgien, neuralgiforme Beschwerden

W: Direkte Spasmolyse an der glatten Muskulatur des Magen-Darm-Traktes durch calciumantagonistischen Effekt des Menthols. Förderung der Magensaftsekretion, Beschleunigung der Magenentleerung.

Bei äußerer Anwendung Blockade der Schmerzleitung über Reizung der Kälterezeptoren der Haut

KI: Gallensteinleiden; Verschluss der Gallenwege; Gallenblasenentzündung; schwere Leberschäden

UW: Bei empfindlichen Personen Sodbrennen und Magenschmerzen

WW: Keine bekannt

H: Bei chronischer Gastritis nicht über einen längeren Zeitraum ununterbrochen anwenden. Öl in Einzeldosis > 100 mg nur in magensaftresistenten Kaps. einnehmen

D/A: TD 3–6,0 g Droge, Zubereitungen entsprechend

Tee: gemäß St.-Zul. 1,5 g (2–3 TL)/150 ml, 10 min, 3–4 × tgl. 1 Tasse

Öl: gemäß St.-Zul. Innerl.: mittlere TD 6–12 Tr. (3 × tgl. 2–4 Tr.)

AM: Chiana-Kapseln, 1 Kaps. enth. 0,2 ml ≙ 182 mg Pfefferminzöl, 3 × tgl. 1 Kaps. vor den Mahlzeiten

Mentacur® Kapseln, 1 Kaps. enth. 0,2 ml ≙ 182 mg Pfefferminzöl, 3 × tgl. 1 Kaps. vor den Mahlzeiten

spasmo gallo sanol® N Dragées, 1 Drg. enth. 37,5 mg Pfefferminzöl, Erw. 3 × tgl. 1–2 Drg. vor den Mahlzeiten

Kombinationspräparate:

Enteroplant® Kapseln, 1 Kaps. enth. 90 mg Pfefferminzöl, 50 mg Kümmelöl, 3 × tgl. 1 Kaps. unzerkaut mit etwas Wasser vor den Mahlzeiten

Iberogast® Tropfen (s.a. S. 41) enth. Angelikawurzel, Kamillenblüten, Kümmel, Mariendistelfrüchte, Melissenblätter, Pfefferminzblätter, Schöllkraut, Süßholzwurzel, Bittere Schleifenblumen, 3 × tgl. 6–20 Tr., je nach Alter, vor oder zu den Mahlzeiten

B: + Katarrhe der Atemwege, Mundschleimhautentzündungen

++ Neuralgien

+++ krampfartige Beschwerden im oberen Gastro-Intestinal-Trakt und der Gallenwege sowie Colon irritabile

+++ Spannungskopfschmerz

Wacholderfrüchte

Juniperi fructus, *Juniperus communis* L.

AG: Verdauungsbeschwerden mit leichten Krämpfen, Völlegefühl, Blähungen.

Zur Erhöhung der Harnmenge

W: Wahrscheinlich direkte Spasmolyse an der glatten Muskulatur des Magen-Darm-Traktes. Antimikrobiell. Aquaretisch über Reizung des Nierenparenchyms

KI: Schwangerschaft. Entzündliche Nierenerkrankungen

UW: Bei längerer Anwendung oder bei Überdosierung Nierenschäden möglich

WW: Keine bekannt

H: Wegen älterer Berichte über toxische Nierenschäden wurde die Anwendung als Aquaretikum von der Kommission E nicht in die Monographie aufgenommen. Nach neueren Studien dürften bei Einhaltung der empfohlenen Dosen und Verwendung hochwertiger Arzneipflanzen Nierenschädigungen ausgeschlossen sein.

Traditionell als verdauungsfördernder Speisezusatz angewandt.

D/A: TD 2–10,0 g Droge, entspr. 20–100 mg ätherisches Öl

Tee: gemäß St.-Zul. 2 g (1 knapper TL frisch zerkleinert)/150 ml, 1–4 × tgl. 1 Tasse

AM: Roleca® Wacholder extra stark, 1 Kaps. enth. 100 mg Öl, 1 × tgl. 1 Kaps. zu den Mahlzeiten mit Wasser

B: +

Fenchelfrüchte

Siehe Kap. 3.2 Gastritis, S. 49

Ingwerwurzelstock

Siehe Kap. 7.4 Reisekrankheit, S. 153 f.

Für das Kombinationspräparat Iberogast® (Angelikawurzel, Kamillenblüten, Kümmel, Mariendistelfrüchte, Melissenblätter, Pfefferminzblätter, Schöllkraut, Süßholzwurzel, Bittere Schleifenblumen) liegen placebo-kontrollierte Doppelblindstudien mit positiven Ergebnissen für die Indikation „funktionelle Magen-Darmbeschwerden" vor.

3.4.4 Teemischungen

Bei Dyspepsie
Rp.
Matricariae flos tot.   50,0
Menthae pip. fol. conc.   30,0
Carvi fruct. cont.   20,0
M.f.spec. stomachicae
D.S.: 1 EL mit 1 Tasse kochendem Wasser übergießen und 5 min ziehen lassen, abseihen,
2–3 × tgl. 1 Tasse nach den Mahlzeiten schluckweise trinken.

Bei Dyspepsie, zur Spasmolyse und Beruhigung
Rp.
Carvi fruct. cont.
Foeniculi fruct. cont $\overline{aa}$ 20,0
Chamomillae flor. tot.   ad 100,0
M.f.spec. carminativae
D.S.: 1 TL mit 1 Tasse kochendem Wasser übergießen und 15 min ziehen lassen, abseihen,
3–4 × tgl. 1 Tasse schluckweise trinken.

Bei Dyspepsie
Rp.
Carvi fruct. cont.
Foeniculi fruct. cont.
Absinthii herb. conc.
Millefolii herb. conc. $\overline{aa}$ 25,0
M.f.spec. stomachicae
D.S.: 1 TL mit 1 Tasse kochendem Wasser übergießen und 10 min ziehen lassen, abseihen,
2–3 × tgl. 1 Tasse vor den Mahlzeiten schluckweise trinken.

Bei Dyspepsie (AFK-Tee)
Rp.
Anisi fruct. cont.
Foeniculi fruct. cont.
Carvi fruct. cont. $\overline{aa}$ 25,0
M.f.spec. carminativae
D.S.: 1 TL mit 1 Tasse kochendem Wasser übergießen und 10 min ziehen lassen, abseihen,
2–3 × tgl. 1 Tasse nach den Mahlzeiten schluckweise trinken

3.5 Lebererkrankungen

Infektiöse, toxische, nutritive oder autoimmune akute und chronische Schädigungen des Leberparenchyms. Dazu zählen Virushepatitis, primär biliäre Zirrhose, chronische Cholangitis sowie Schädigungen durch Alkohol, Medikamente, Umweltgifte und Toxine des Knollenblätterpilzes.

3.5.1 Allgemeine Therapie

Bei Virushepatitis körperliche Schonung. Lebertoxische Substanzen vermeiden, insbesondere Alkoholkarenz. Eventuell Eiweißrestriktion

3.5.2 Phytotherapie

Der adjuvante Einsatz von pflanzlichen Hepatoprotektiva kann in vielen Fällen bei Fehlen therapeutischer Alternativen zu einer Linderung bestehender Beschwerden wie Völlegefühl, Oberbauchschmerzen und eingeschränkter körperlicher Leistungsfähigkeit beitragen. Nachweisbar lassen sich viele Leberfunktionsparameter bessern, die Anzahl tödlicher Verläufe der Knollenblätterpilzvergiftung wird signifikant reduziert.

3.5.3 Arzneidrogen-Profil

Mariendistelfrüchte

Cardui mariae fructus, *Silybum marianum* L. (Gaertner)

AG: Adjuvant bei chronischen entzündl. Lebererkrankungen und bei Leberzirrhose. Akute Knollenblätterpilzvergiftung. Dyspeptische Beschwerden

W: Erhöhung der Regenerationsfähigkeit von Hepatozyten. Schutz bei Knollenblätterpilzvergiftungen durch kompetitive Verdrängung der Toxine von der hepatozellulären RNA-Polymerase. Cholagog

KI: Keine bekannt

UW: Selten Diarrhoe

WW: Keine bekannt

H: Teeauszüge sind nicht ausreichend wirksam

Fertigarzneimittel mit gut belegter Wirksamkeit bezüglich verschiedenster Leberfunktionsparameter

D/A: TD 200–400 mg Silymarin, berechnet als Silybinin

AM: Legalon® 140, 1 Kaps. enth. 173–186,7 mg TE (Ethylacetat > 96,7%), 36–44:1 ≙ 140 mg Silymarin, initial und in schweren Fällen 3 × tgl. 1 Kaps., sonst 2 × tgl. 1 Kaps.

Silicur®, 1 Kaps. enth. 243–286 mg TE (Ethanol 96%, 60–70:1), ≙ 172 mg Silymarin, 1–2 × tgl. 1 Kaps.

Silimarit®, 1 Kaps. enth. 170–239 mg TE (Aceton, 40–70:1), ≙ 140 mg Silymarin, 2 × tgl. 1 Kaps.

Generika mit entsprechenden Trockenextrakten im Handel

B: +++

3.6 Funktionelle Störungen der Gallenblase und -wege

Dysbalance in der Zusammensetzung der Gallenflüssigkeit, verminderte Gallenproduktion oder -sekretion sowie Motilitätsstörungen im Bereich der Gallenwege können zu vielfältigen und typischerweise nach dem Genuss fetten Essens auftretenden Oberbauchbeschwerden führen. U. a. treten Meteorismus, Übelkeit, Völlegefühl sowie Druckgefühl oder auch kolikartige Schmerzen im rechten Oberbauch auf.

3.6.1 Allgemeine Therapie

Meiden auslösender Speisen und Getränke, allgemein fettarme Kost mit häufigeren kleineren Mahlzeiten bevorzugen. Bei Übergewicht Gewichtsreduktion. Anwendungen mit feuchter Wärme auf dem Bauch, z. B. feuchte Leibwickel

3.6.2 Phytotherapie

Es steht eine Vielzahl von pflanzlichen Gallemitteln (Cholagoga) zur Verfügung. Differentialtherapeutisch sollten die zur Anwendung kommenden Drogen wegen unterschiedlicher Wirkprofile nach der jeweils vorherrschenden Symptomatik ausgewählt werden (s. Tab. 3). Die Verwendung von Zubereitungen, bei deren Anwendung der Geschmackssinn mit einbezogen wird, ist wegen der vermuteten reflektorischen Wirkung der Cholagoga zu bevorzugen.

Tab. 3: Wirkungen und Wirkstärke der Cholagoga. Modifiziert nach Schilcher

Droge \ Wirkung	cholagog	spasmolytisch	karminativ
Artischockenblätter	++	++	+
Boldoblätter	++	++	
Curcumawurzelstock	+++	+	
Gelbwurz, javanische	+++	+	
Löwenzahnwurzel mit -kraut	++	+	
Pfefferminzblätter/-öl	++	++	++
Schafgarbenkraut/ -blüten	++	+	
Schöllkraut	+++	+++	
Wermutkraut	++	+	++

+++ = stark   ++ = mittelstark   + = schwach

3.6.3 Arzneidrogen-Profile

Artischockenblätter

Cynarae folium, *Cynara scolymus* L.

AG: Dyspeptische Beschwerden

W: Steigerung der Galleproduktion und des Galleflusses

KI: Verschluss der Gallenwege. Bekannte Allergie gegen Artischocke oder andere Korbblütler. Gallensteine stellen eine relative KI dar.

UW: Keine bekannt

WW: Keine bekannt

H: Entsprechend der Ergebnisse experimenteller und klinischer Studien bestehen folgende weitere Indikationen für die Artischocke: Appetitlosigkeit, Hypercholesterinämie, Leberprotektion. Steigerung des Gallenflusses nachgewiesen. Als Lipidsenker nicht Droge der ersten Wahl

D/A: Mittlere TD 6,0 g Droge, Zubereitungen entsprechend

AM: Cholagogum Nattermann Artischocke, 1 Kps./10 ml. enth. 400 mg TE (Wasser, 4–6:1), Kaps: Erw. und Kdr. > 12 J. 3 × tgl. 1 Kaps. vor dem Essen; Tropfen: 3 × tgl. 10 ml (2 TL) zum Essen

Cynacur, 1 Drg. enth. 300 mg TE (Wasser, 5,8–7,5:1), 3–4 × tgl. 1 Drg. zum Essen

Hepar® SL forte, 1 Kaps. enth. 320 mg TE (Wasser, 4–6:1), 3 × tgl. 1–2 Kaps. zum Essen

Generika mit entsprechenden Trockenextrakten im Handel.

B: ++

Boldoblätter

Boldo folium, *Peumus boldus* Molina

AG: Dyspeptische Beschwerden, leichte krampfartige Magen-Darm-Beschwerden

W: Spasmolytisch, choleretisch, Steigerung der Magensaftsekretion

KI: Schwangerschaft. Verschluss der Gallenwege, schwere Lebererkrankungen. Gallensteine stellen eine relative KI dar.

UW: Keine bekannt

WW:	Keine bekannt
H:	Reines äther. Öl und Destillate aus Boldoblättern dürfen wegen des hohen Gehaltes an neurotoxischem Askaridol nicht verwendet werden. Eher schwächer wirksam, geeignet für Kombinationspräparate
D/A:	Mittlere TD 3 g Droge, Zubereitungen entsprechend
	Tee: gemäß St.-Zul. 1–2 g (1–2 TL)/150 ml, 10–15 min, 2–3 × tgl. 1 Tasse
AM:	Cefabol® Filmtabl., 1 Filmtabl. enth. 250 mg TE (3,5–5,5:1), 2–3 × tgl. 1 Filmtabl.
B:	+

Curcumawurzelstock

Curcumae longae rhizoma, *Curcuma domestica* Valeton

AG:	Dyspeptische Beschwerden
W:	Choleretisch, cholekinetisch, antiphlogistisch, spasmolytisch
KI:	Verschluss der Gallenwege, Ileus. Gallensteine stellen eine relative KI dar.
UW:	Vereinzelt Magenreizungen
WW:	Keine bekannt
H:	Aromatikum. Als Gewürz genutzt. Zur Langzeitbehandlung gut geeignet
D/A:	Mittlere TD 1,5–3,0 g Droge, Zubereitungen entsprechend
	Tee: gemäß St.-Zul. 1,3 g (1 sehr knapper TL)/150 ml, 10–15 min, 2 × tgl. 1 Tasse zwischen den Mahlzeiten

AM:	Curcu-Truw® Kapseln, 1 Kaps. enth. 81 mg TE (Ethanol 96%, 13–25:1), 2 × tgl. 1 Kaps.
B:	+

Gelbwurzelstock, Javanischer

Curcumae xanthorrhizae rhizoma, *Curcuma xanthorrhiza* Roxburgh

AG:	Dyspepsie
W:	Als Aromatikum choleretisch
KI:	Verschluss der Gallenwege, Ileus. Gallensteine stellen eine relative KI dar.
UW:	Bei längerer Anwendung Magenbeschwerden
WW:	Keine bekannt
H:	Als Tee in Indonesien ein beliebtes Getränk. Bei Dyspepsie vergleichbar wirksam wie Curcumawurzelstock
D/A:	Mittlere TD 2,0 g Droge, Zubereitungen entsprechend
	Tee: gemäß St.-Zul. 0,5–1,0 g (1/3 TL)/150 ml, 5–10 min, 2–3 × tgl. 1 Tasse
AM:	Curcumen® Kapseln, 1 Kaps. enth. 23,3 mg TE (Ethanol 96%, 20–50:1), 3 × tgl. 1 Kaps. vor den Mahlzeiten
B:	+

Löwenzahnwurzel mit Kraut

Taraxaci radix cum herba, *Taraxacum officinale* Weber

AG: Störungen des Galleflusses, dyspeptische Beschwerden wie Völlegefühl und Blähungen. Appetitlosigkeit. Entzündliche Erkrankungen der ableitenden Harnwege

W: Bittermittel. Choleretisch, appetitanregend, aquaretisch

KI: Verschluss der Gallenwege, Ileus. Gallensteine stellen eine relative KI dar.

UW: Bei empfindlichen Personen Magenbeschwerden. Selten Kontaktallergien

WW: Keine bekannt

H: Wegen aquaretischer Wirkung abendliche Einnahme möglichst vermeiden

D/A: TD 9–12,0 g Droge

Tee: gemäß St.-Zul. 3 g (2 TL)/150 ml, 10 min, 3 × tgl. 1 Tasse

Tinktur (Taraxaci tinct. 1:5): gemäß St.-Zul. 3 × tgl. 10–15 Tr.

AM: Taraleon® Tropfen, enth. Taraxaci tinct. (Ethanol 60%, 1:5), 3 × tgl. 10–15 Tr.

B: +

Schafgarbenkraut/-blüten

Millefolii herba/-flos, *Achillea millefolium* L.

AG: **Innerl.:** Leichte krampfartige Beschwerden im Magen-Darm-Bereich. Appetitlosigkeit

	Äußerl.: Funktionelle Unterbauchbeschwerden, Vulvitis, Kolpitis
W:	Bittermittel. Choleretisch, adstringierend, spasmolytisch
KI:	Überempfindlichkeit gegen Schafgarbe oder andere Korbblütler
UW:	Selten Überempfindlichkeitsreaktionen
WW:	Keine bekannt
H:	Anwendung als feuchtwarmer Leibwickel zur Linderung
D/A:	TD 4,5 g Kraut, 3,0 g Blüten, Zubereitungen entsprechend
	Tee: gemäß St.-Zul. 2–4 g (1–2 TL)/150 ml, 10 min, 3–4 × tgl. zwischen den Mahlzeiten
	Sitzbad: 100 g Schafgarbenkraut/1–2 l kochendes Wasser, 20 min ziehen lassen
AM:	Schafgarbe-Tropfen® Tinktur, enth. Millefolii tinct. (Ethanol 31,5%, 1:5), 4 × tgl. 95 Tr. ≙ 4,2 g
B:	+

Schöllkraut

Chelidonii herba, *Chelidonium majus* L.

AG:	Krampfartige Beschwerden im Bereich der Gallenwege und des übrigen Magen-Darm-Traktes. Dysmenorrhoe
W:	Hauptalkaloid Chelidonin wirkt leicht spasmolytisch am oberen Verdauungstrakt durch direkte Wirkung auf die glatte Muskulatur, darüber hinaus leicht analgetisch und zentral sedierend. Ein weiterer Inhaltsstoff wirkt choleretisch.

KI:	Schwangerschaft und Stillzeit sowie Kdr. < 12 J. wegen fehlender Erfahrungen. Verschluss der Gallenwege. Aktuelle oder früher bestehende Lebererkrankungen
UW:	In Einzelfällen Anstieg der Leberenzymwerte im Serum
WW:	Keine bekannt
H:	Teezubereitungen sollten wegen unsicheren Wirkstoffgehaltes nicht zur Anwendung kommen.
D/A:	TD 8–15 mg Gesamtalkaloide, berechnet als Chelidonin.
AM:	Gallopas® novo Filmtabl., 1 Filmtabl. enth. 127–211 mg TE (Ethanol 30%, 5–8:1 ≙ 4 mg Chelidonin), Erw. 3 × tgl. 1–2 Filmtabl.
	Cholarist® Tabl., 1 Tbl. enth. 100–150 mg TE (Ethanol 70%, 5–7:1 ≙ 3 mg Chelidonin), 3 × tgl. 1–2 Tabl. vor oder nach den Mahlzeiten
	Paverysat® forte N Bürger Lösung, 1 ml enth. 227–250 mg TE (Ethanol 96%, 6,7:1 ≙ 5 mg Chelidonin), 3 × tgl. 30 Tr. jeweils vor den Mahlzeiten
	Generikum mit entsprechendem Trockenextrakt im Handel
	Kombinationspräparate:
	Iberogast® Tropfen enth. Schöllkrauttinktur, 3 × tgl. 6–20 Tr., je nach Alter, vor oder zu den Mahlzeiten
B:	++

Pfefferminzblätter/-öl

Siehe Kap. 3.4 Dyspepsie, S. 59

Wermutkraut

Siehe Kap. 3.1 Erkrankungen des Magen-Darm-Traktes, S. 44 f.

3.6.4 Teemischungen

Gallentee (Standardzulassung I)
Rp.

Carvi fruct. cont.	10,0
Curcumae xanthorrhizae rhiz. conc.	20,0
Taraxaci herba cum radix conc.	30,0
Cardui mariae fruct. conc.	20,0
Menthae pip. fol. conc.	20,0

M.f.spec. cholagogae
D.S.: 1 TL mit 1 Tasse kochendem Wasser übergießen und 10 min ziehen lassen, abseihen,
2–3 × tgl. 1 Tasse nach den Mahlzeiten schluckweise trinken.

Gallentee (Standardzulassung II)
Rp.

Curcumae xanthorrhizae rhiz. conc.	15,0 – 20,0
Taraxaci herba cum radix conc.	15,0 – 50,0
Menthae pip. fol. conc.	20,0 – 40,0
Millefolii herba conc.	10,0 – 30,0

M.f.spec. cholagogae
D.S.: 1 TL mit 1 Tasse kochendem Wasser übergießen und 10 min ziehen lassen, abseihen,
2–3 × tgl. 1 Tasse nach den Mahlzeiten schluckweise trinken.

3.7 Diarrhoe

Auftreten von mehr als drei breiig-flüssigen Stühlen pro Tag. Akute Durchfälle sind meist infektiös bedingt, chronische Durchfälle (> 1 Monat) haben meist nichtinfektiöse Ursachen wie Nahrungsmittelunverträglichkeiten, Gebrauch von Abführmitteln, psychische Einflüsse, Tumoren, Hormonstörungen, chronische Entzündungen, Malabsorption oder Maldigestion.

3.7.1 Allgemeine Therapie

Wichtigste Maßnahme ist der ausreichende Flüssigkeitsersatz, z.B. durch Trinken von Wasser, ungesüßtem schwarzen oder grünen Tee oder ggf. Elektrolytlösungen. Salzersatz, z.B. durch Konsum von Salzstangen oder Ähnlichem. Insbesondere bei Säuglingen, Kleinkindern und alten Menschen kann durch die Exsikkose rasch ein lebensbedrohlicher Zustand eintreten, der dann weitere Maßnahmen erforderlich macht. Bei Abklingen der Symptomatik vorsichtiger Kostaufbau mit fettarmen Nahrungsmitteln

3.7.2 Phytotherapie

Leichtere Formen der unspezifischen akuten Diarrhoe sowie die chronische oder rezidivierende funktionelle Diarrhoe lassen sich meist durch alleinigen Einsatz von Phytopharmaka behandeln. Gleiches gilt für die Säuglingsdyspepsie. Bei den übrigen Formen sollten Phytopharmaka nur adjuvant zum Einsatz kommen.

3.7.3 Arzneidrogen-Profile

Brombeerblätter

Rubi fruticosi folium, *Rubus fruticosus* L.

AG:	**Innerl.:** Leichte unspezifische, akute Durchfallerkrankungen
	Lokal: Leichte Entzündungen der Mund- und Rachenschleimhaut
W:	Durch Gerbstoffgehalt adstringierend
KI:	Keine bekannt
UW:	Keine bekannt
WW:	Keine bekannt
H:	Bei Durchfall eher geringe Wirkstärke
D/A:	**Innerl:** TD 2–5,0 g Droge
	Tee: gemäß St.-Zul. 1,5 g (1–2 TL)/150 ml, 10–15 min, 2–3 × tgl. 1 Tasse zwischen den Mahlzeiten
	Lokal: Tee zum Spülen und Gurgeln
B:	+

Eichenrinde

Quercus cortex, *Quercus robur* L.

AG:	**Innerl.:** Unspezifische, akute Durchfallerkrankungen
	Äußerl.: Lokale Behandlung leichter Entzündungen im Mund-, Rachen-, Genital- und Analbereich sowie entzündlicher Hauterkrankungen
W:	Durch Gerbstoffgehalt adstringierend
KI:	Bei äußerer Anwendung: Großflächige Hautschäden. Bei nässenden großflächigen Ekzemen und Hautverletzungen keine Vollbäder
UW:	Keine bekannt

WW:	Bei innerer Anwendung eventuell verringerte Resorption von Alkaloiden und anderen basischen Arzneistoffen
H:	Der stark adstringierende Effekt von Teezubereitungen wird meist nicht toleriert. Zubereitungen als Tabl. oder Kaps. sind dementsprechend für die innere Anwendung vorzuziehen. Die Anwendung der Droge sollte wegen der stark gerbenden und damit austrocknenden Wirkung auf 1–2 Wochen begrenzt werden.
D/A:	**Innerl.:** TD 3,0 g Droge
	Äußerl.: Badezusatz: Teil-, Vollbad: 500,0 g/100 l;
	Umschläge, Spül-, Gurgellösung: 20,0 g/1 l, 15–20 min aufkochen
AM:	Traxaton® Tabletten, 1 Tabl. enth. 140 mg TE (Ethanol 50%, 5–6,5:1), Erw., Kdr. > 12 J. 4 × tgl. 1 Tabl.
B:	+

Frauenmantelkraut

Alchemillae herba, *Alchemilla xanthochlora* Rothm.

AG:	Leichte unspezifische Durchfallerkrankungen
W:	Durch Gerbstoffgehalt adstringierend
KI:	Keine bekannt
UW:	Keine bekannt
WW:	Keine bekannt
H:	Relativ schwach wirksam, deshalb meist in Kombination verwendet

D/A: Mittlere TD 5–10,0 g Droge, Zubereitungen entsprechend

Tee: gemäß St.-Zul. 2 g (2 TL)/150 ml, 10–15 min, 3–5 × tgl. 1 Tasse zwischen den Mahlzeiten

B: +

Heidelbeerfrüchte

Myrtilli fructus, *Vaccinium myrtillus* L.

AG: Unspezifische akute Durchfallerkrankungen. Leichte Entzündungen der Mund- und Rachenschleimhaut

W: Durch Gerbstoffgehalt adstringierend

KI: Keine bekannt

UW: Keine bekannt

WW: Keine bekannt

H: Zur Therapie der Diarrhoe nur getrocknete Früchte verwenden, da frische Früchte aufgrund ihres Saftgehaltes mit den Fruchtsäuren abführend wirken. Wegen des guten Geschmacks besonders für Kdr. geeignet

D/A: TD 20–60,0 g Droge.

Getrocknete Früchte: Mehrmals tgl. 1 EL der ganzen Beeren kauen.

Zur lokalen Anwendung 10%iges Dekokt: 2–3 EL Beeren mit ½ l Wasser 30 min kochen, abseihen, mehrmals tgl. spülen

B: +

Kaffeekohle

Coffeae carbo, *Coffea arabica* L.

- AG: **Innerl.:** Unspezifische akute Durchfallerkrankungen

  Äußerl.: Leichte Entzündungen der Mund- und Rachenschleimhaut
- W: Absorption von Toxinen, Gärungsprodukten und organischen Verbindungen an großer Oberfläche. Adstringierend
- KI: Keine bekannt
- UW: Keine bekannt
- WW: Eventuell verringerte Resorption von anderen, gleichzeitig verabreichten Arzneistoffen
- H: Bewährtes Hausmittel
- D/A: **Innerl.:** TD 9,0 g Droge

  Äußerl.: Pulver mehrfach tgl. auf die entzündete Schleimhaut aufbringen.
- AM: Carbo Königsfeld® Pulver, Erw., Kdr. > 12 J. 4 × tgl. je 1 gestr. Messlöffel ≙ 2,3 g mit Flüssigkeit einnehmen
- B: +

Trockenhefe aus Saccharomyces cerevisiae

HANSEN-Hefe, *Saccharomyces cerevisiae* Hansen, (Syn. *Saccharomyces boulardii*)

- AG: Symptomatische Behandlung akuter Durchfallerkrankungen. Vorbeugende und symptomatische Therapie von Reisediarrhoe und Diarrhoe unter Sondennahrung. Adjuvant bei chronischer Akne

W:	Antagonistisch gegenüber verschiedenen Darmkeimen, Synthese bakterizid wirkender Substanzen. Toxinneutralisierend und antisekretorisch. Unspezifisch immunstimulierend durch Erhöhung des sekretorischen IgA im Gastro-Intestinaltrakt und Steigerung der Phagozytoseleistung
KI:	Überempfindlichkeit gegen Bäcker- oder Bierhefe
UW:	Selten Blähungen. In Einzelfällen Überempfindlichkeitsreaktionen bis zur Anaphylaxie
WW:	Gleichzeitige Einnahme von Antimykotika beeinträchtigt die Wirkung von Saccharomyces boulardii.
H:	Unter der Therapie können mikrobiologische Stuhluntersuchungen falsch positiv ausfallen. Sgl. und Klkdr. < 2 J. sollten wegen der Gefahr der Verschleppung ernsthafter Erkrankungen nur nach ärztlicher Anordnung behandelt werden.
	Nach Abklingen der Symptomatik Präparate noch einige Tage weiter einnehmen.
	Auch zur Vorbeugung von Durchfällen während einer Antibiotikatherapie
	Bei sondenernährungsbedingten Diarrhöen: 250 (Kdr.)–500 (Erw.) mg/1000 ml Lsg.
D/A:	Mittlere TD 250–500 mg Saccharomyces boulardii $1,8 \times 10^{10}$ lebensfähigen Zellen/g
AM:	Perenterol® 50 mg Kapseln/- forte 250 mg Kapseln/Pulver 250 mg, akut und prophylaktisch bei Reisediarrhoe (ca. 5 Tage vor Abreise): Erw./Kdr. > 2 J. 3 × tgl. 2–4 Kaps. à 50 mg, 1–2 × tgl. 1 Kaps. à 250 mg, 1–2 × tgl. 1 Btl.
	Perocur® forte Kapseln, Erw./Kdr. > 2 J. 1–2 × tgl. 1 Kaps. à 250 mg

Santax® S Kapseln Erw./Kdr. > 2 J. 1–2 × tgl. 1 Kaps. à 250 mg

Vor den Mahlzeiten und nicht zusammen mit Alkohol einnehmen

B: ++ Indikation Diarrhoe

Uzarawurzel

Uzarae radix, *Xysmalobium undulatum* (L.) R. Br.

AG: Unspezifische akute Durchfallerkrankungen

W: Motilitätshemmend

KI: Therapie mit herzwirksamen Glykosiden

UW: Bei bestimmungsgemäßer Anwendung keine bekannt

WW: Mit Chinidin, Calcium, Saluretika, bei Cortisonlangzeittherapie:

Herzwirksamkeit → UW am Herzen möglich

H: Verwendung als Teezubereitung nicht üblich, nur in Fertigarzneimitteln (Drg., Saft, Tr.) mit standardisierten Extrakten. Zur Therapie von Brechdurchfällen geeignet

Inhaltsstoffe der Uzarawurzel chemisch den Digitaloiden nahestehend

D/A: Mittlere TD Erw./Kd. 45–90 mg Gesamtglykoside, Zubereitungen entsprechend

AM: Uzara® Dragees N, Lösung N, Saft alkoholfrei, Drg./Lsg. enth. TE (Methanol 60%, 4–6:1), 40 mg/Drg. bzw. 1 ml Lsg. Saft enth. TE (Methanol 60%, 4,5–6,2:1), 7,56 mg/1 ml Saft

Drg: Erw./Kdr. > 12 J. (> 6 J.) Initialdosis 5 (2) Drg., danach 3–6 × tgl. 1 Drg.

Tropfen: Erw./Kdr. > 12 J. Initialdosis 1 TL (5 ml) Tr., danach 3–6 × tgl. 30 Tr.

Saft: Erw. (Kdr. > 6 J.) Initialdosis 25 (5–7) ml, danach 3–6 × tgl. 5 (3–4) ml, Klkdr. (Sgl) 3–6 × tgl. 1–2 ml (3 × tgl. 0,5–1 ml)

B: +

3.8 Obstipation

Verzögerte Darmpassage und/oder gestörter Entleerungsreflex mit < 3 Stuhlentleerungen/Woche, reduzierter Stuhlmenge und verhärtetem Stuhl. Ursächlich können z.B. ballaststoffarme Kost, Bewegungsmangel, Medikamente (z.B. Opiate, Neuroleptika, Antacida), hormonelle Störungen, mechanische Hindernisse wie Tumoren, schmerzhafte Enddarmerkrankungen, Verlust des rektalen Dehnungsreflexes, langdauernder Laxantiengebrauch oder psychische Einflüsse sein.

3.8.1 Allgemeine Therapie

Für körperliche Bewegung sorgen. Reichliche Flüssigkeitszufuhr. Ballaststoffreiche Ernährung. Defäkationsreiz möglichst nicht unterdrücken. Feuchte Wärme auf den Bauch, Bauchdeckenmassage

3.8.2 Phytotherapie

Pflanzliche Quellmittel gelten neben osmotisch wirksamen Zuckern als zur Langzeittherapie geeignete Stuhlregulantien der ersten Wahl. Pflanzliche Laxantien vom Typ der Anthranoiddrogen sind zwar hochwirksam, führen jedoch bei Dauergebrauch zu einer verstärkten und im Endzustand therapeutisch nur noch schwer zu beeinflussenden Obstipation. Außerdem besteht die Gefahr des Auftretens von Störungen des Elektrolythaushaltes. Deshalb sollten Anthranoiddrogen generell sehr zurückhaltend und nur dann eingesetzt werden, wenn durch Ernährungs- und Verhaltensänderungen oder durch Quellmittel kein ausreichender Effekt zu erzielen ist. Die individuell richtige Dosis der Anthranoiddrogen ist die geringste, die erforderlich ist, um einen weichgeformten Stuhl zu erhalten.

3.8.3 Arzneidrogen-Profile

Aloe (Curaçao-Aloe, Kap-Aloe)

Aloe barbadensis, Aloe capensis, *Aloe barbadensis* Miller, *Aloe ferox* Miller

AG: Obstipation

W: Anthranoiddroge. Führt durch Inaktivierung der membranständigen Na-K-ATPase zu einer Hemmung der Natrium- und Wasserresorption aus dem Darmlumen.

KI: Ileus, akut entzündliche Erkrankungen des Darmes, abdominelle Schmerzen unbekannter Ursache, Kdr. < 12 J., Schwangerschaft und Stillzeit

UW: Krampfartige Magen-Darm-Beschwerden. Bei häufiger und langdauernder Anwendung Elektrolytverluste (besonders Kalium), Albuminurie, Hämaturie

WW: Durch Kaliumverluste Verstärkung der Toxizität von Herzglykosiden, Beeinflussung der Wirkung von Antiarrhythmika

H: Bei Daueranwendung Verstärkung der Darmträgheit, soll als Darmschleimhaut reizendes Abführmittel nicht länger als 1–2 Wochen ohne Unterbrechung eingenommen werden

D/A:	TD Extrakt 80–100 mg; TD Pulver 50–200 mg
AM:	Kräuterlax® 15 mg Kräuter-Drg., 1 Drg. enth. 45–52,5 mg Aloe-TE (gereinigtes Wasser, 1,5–2:1, standardisiert auf 15 mg Aloin), abends 1–2 Drg.
B:	+ bis ++

Faulbaumrinde

Frangulae cortex, *Rhamnus frangula* L.

AG:	Obstipation
W:	Anthranoiddroge. Führt durch Inaktivierung der membranständigen Na-K-ATPase zu einer Hemmung der Natrium- und Wasserresorption aus dem Darmlumen
KI:	Ileus, akut entzündliche Erkrankungen des Darmes, abdominelle Schmerzen unbekannter Ursache, Kdr. < 12 Jahren, Schwangerschaft und Stillzeit
UW:	Krampfartige Magen-Darm-Beschwerden. Bei häufiger und langdauernder Anwendung Elektrolytverluste (besonders Kalium), Albuminurie, Hämaturie
WW:	Durch Kaliumverluste Verstärkung der Toxizität von Herzglykosiden, Beeinflussung der Wirkung von Antiarrhythmika
H:	Bei Daueranwendung Verstärkung der Darmträgheit, soll als Darmschleimhaut reizendes Abführmittel nicht länger als 1–2 Wochen ohne Unterbrechung eingenommen werden. Besonders geeignet bei spastischer Obstipation
D/A:	TD ≙ 20–30 mg Hydroxyanthracenderivate
	Tee: gemäß St.-Zul. bis zu 2 g (1/2 TL)/150 ml, 10–15 min, morgens und/oder abends 1 Tasse frischen Tees
B:	+ bis ++

Flohsamen und Indische Flohsamen/-Flohsamenschalen

Psyllii semen, Plantaginis ovatae semen/- testa, *Plantago psyllium* L., *Plantago ovata* Forsskal.

AG:	Habituelle Obstipation, zur Stuhlerweichung bei erwünschter erleichterter Darmentleerung (z.B. bei Analfissuren, Hämorrhoiden oder in der Schwangerschaft), Colon irritabile, adjuvant bei Durchfällen unterschiedlicher Genese
W:	Füll- und Quellstoffdroge, im Dickdarm Wasserbindung und Volumenzunahme auf das 10–15fache. Senkung des Serum-Cholesterinspiegels
KI:	Ileus und Subileus, Darmstenosen, schwer einstellbarer Diabetes mellitus. Therapie mit Cumarinen. Kdr. < 12 J. wegen fehlender Erfahrungen
UW:	Selten allergische Reaktionen
WW:	Beeinträchtigung der Resorption anderer Medikamente möglich
H:	Zusammen mit reichlich Flüssigkeit, jedoch nicht mit Milch einnehmen. Zur Einnahme anderer Medikamente einen Abstand von mind. 30 min einhalten
	Bei nachgewiesener Wirksamkeit sehr gutes Nutzen/Risiko-Verhältnis
D/A:	TD 10,0–40,0 g Flohsamen, 4,0–20,0 g Flohsamenschalen
AM:	Agiocur® Granulat, 1 g enth. 650 mg Indische Flohsamen und 22 mg -samenschalen, Erw. abends 2 TL, bei Bedarf zusätzlich vor dem Frühstück 1 TL, bei Neigung zu Durchfällen 1–3 Tage 3 × tgl. 2 TL, dann 3 × 1 TL, Schulkdr. die halbe Dosis

Metamucil® Orange, 1 g enth. 530 mg Indische Flohsamenschalen, Erw. 1–3 × tgl. 1 geh. großer TL in mind. 150 ml Wasser, Kdr. > 12 J. die halbe Dosis

Mucofalk® Apfel-/Orange-/Pur Granulat, 1 g enth. 650 mg Indische Flohsamenschalen, Erw. und Kdr. > 12 J. 2–6 × tgl. 1 TL bzw. 1 Btl. (5 g) Granulat

B: +++

Leinsamen

Lini semen, Linum usitatissimum L.

AG: **Innerl.:** Habituelle Obstipation, Colon irritabile, Divertikulitis

Äußerl.: Bei lokalen Entzündungen als feucht-heißes Kataplasma

W: Durch Quellvermögen regulierend auf die Darmperistaltik

KI: Ileus

UW: Bei nicht ausreichender Flüssigkeitsaufnahme: Obstipation

WW: Verminderte Resorption anderer Arzneistoffe denkbar

H: Mit ausreichend Flüssigkeit (jedoch nicht mit Milch), mind. im Verhältnis 1:10 einnehmen. Zur Einnahme anderer Medikamente einen Abstand von mind. 30 min einhalten. Schonendes Quellmittel zur Stuhlregulierung

D/A: TD 45,0 g Droge

AM: Linusit® Creola (Leinsamen pur), 3–4 × tgl. 1 geh. EL zusammen mit mind. 150 ml Flüssigkeit zwischen den Mahlzeiten einnehmen

Linusit® Darmaktiv Sachet, 3 × tgl. 1 Portionsbeutel mit jeweils ca. 150 ml Wasser zwischen den Mahlzeiten einnehmen

B: +

Rhabarberwurzel

Rhei radix, *Rheum palmatum* L., R. *officinale* Baill.

AG: Obstipation

W: Anthranoiddroge, Kontaktlaxans. Anregung der propulsiven Darmperistaltik, Hemmung der Natrium- und Wasserresorption aus dem Darmlumen

KI: Ileus. Entzündliche Darmerkrankungen. Schwangerschaft, Stillzeit. Kdr. < 12 J. schwere Störungen des Wasser- und Elektrolythaushaltes

UW: Krampfartige Magen-Darm-Beschwerden. Bei anhaltendem Gebrauch Exsikkose und Kaliumverluste mit der Gefahr von Herzrhythmusstörungen besonders bei gleichzeitiger Einnahme von Herzglykosiden, Diuretika oder Nebennierenrindensteroiden. Gutartige und in der Regel reversible Pigmentierung der Darmschleimhaut (Melanosis coli) möglich

WW: Durch Kaliummangel Verstärkung der Wirkung von Herzglykosiden und Beeinflussung der Wirkung von Antiarrhythmika möglich

H: Anthranoiddrogen sollten nur eingesetzt werden, wenn durch andere Maßnahmen kein ausreichender Effekt zu erzielen ist. Nicht länger als 1–2 Wochen ununterbrochen anwenden. Mittelstark wirksames Laxans

D/A: TD 1–2,0 g (½ TL) Droge, entspr. 30 mg Hydroxyanthracenderivate

Tee: gemäß St.-Zul. 1–2 g (½ TL)/150 ml, 10–15 min, morgens und/oder abends 1 Tasse

B: + bis ++

Sennesblätter/-früchte

Sennae folium/-fructus, *Cassia senna* L., *C. angustifolia* Vahl

AG: Obstipation

W: Anthranoiddroge, Kontaktlaxans. Anregung der propulsiven Darmperistaltik, Hemmung der Natrium- und Wasserresorption aus dem Darmlumen

KI: Ileus. Entzündliche Darmerkrankungen. Schwangerschaft, Stillzeit. Kdr. < 12 J. schwere Störungen des Wasser- und Elektrolythaushaltes

UW: Krampfartige Magen-Darm-Beschwerden. Bei anhaltendem Gebrauch Exsikkose und Kaliumverluste mit der Gefahr von Herzrhythmusstörungen besonders bei gleichzeitiger Einnahme von Herzglykosiden, Diuretika oder Nebennierenrindensteroiden. Gutartige und in der Regel reversible Pigmentierung der Darmschleimhaut (Melanosis coli) möglich

WW: Durch Kaliummangel Verstärkung der Wirkung von Herzglykosiden und Beeinflussung der Wirkung von Antiarrhythmika möglich

H: Anthranoiddrogen sollten nur eingesetzt werden, wenn durch andere Maßnahmen kein ausreichender Effekt zu erzielen ist. Nicht länger als 1–2 Wochen ununterbrochen anwenden. Stärker wirksam als Rhabarberwurzel

D/A: TD 20–30 mg Hydroxyanthracen-Derivate

Tee: gemäß St.-Zul.

Blätter: 0,5–2 g (½–1 ½ TL)/150 ml, 10–15 min, morgens und/oder abends 1 Tasse

Früchte: 1–2 g (1–2 TL)/150 ml, 10 min, morgens und/oder abends 1 Tasse

AM: Bekunis® Instant Tee, 1 TL enth. 200–333 mg Sennesfrüchte-TE (Wasser) ≙ 20 mg Hydroxyanthracen-Derivaten, ½–1 ½ TL in 1 Tasse warmem Wasser

Depuran® Drg., 1 Drg. enth. 42,43–74,08 mg Sennesfrüchte-TE (Ethanol 60%, 6-12:1) ≙ 10 mg Hydroxyanthracen-Derivaten, Erw./Kdr. > 12 J. abends vor dem Schlafengehen 2–3 Drg. unzerkaut mit etwas Flüssigkeit

Neda® Früchtewürfel, 1 Würfel enth. je 0,5 g Sennesblätter, -früchte ≙ 30 mg Hydroxyanthracen-Derivaten, Erw. ½–1 Würfel am besten abends vor dem Schlafengehen zerkauen

X-Prep®. Seit 1. 9. 2003 nicht verkehrsfähig

B: + bis ++

3.9 Hämorrhoiden

Knotenförmige Erweiterungen des arteriell und venös versorgten Gefäßpolsters im Bereich der distalen Rektumschleimhaut. Ursachen sind erbliche Disposition, starkes und langes Pressen (chronische Obstipation, Geburt), langjähriges, schweres Heben. Häufige Beschwerden sind Schmerzen bei der Defäkation, Juckreiz und Nässen perianal, Fremdkörpergefühl sowie Blutauflagerungen auf dem Stuhl. Einteilung in 4 Schweregrade:

- Grad I: Leichtes Vorwölben in den Analkanal,
- Grad II: Prolaps der Knoten beim Pressen, spontane Retraktion,
- Grad III: Prolaps der Knoten beim Pressen, manuelle Reposition erforderlich,
- Grad IV: Fixierter Prolaps, Reposition unmöglich.

3.9.1 Allgemeine Therapie

Stuhlregulation mit Einstellung auf weichen Stuhl, regelmäßige Darmentleerung. Ausreichende Flüssigkeitszufuhr. Regelmäßige körperliche Bewegung

3.9.2 Phytotherapie

Die subjektiven Beschwerden durch Hämorrhoiden der Grade I und II können mit pflanzlichen Externa adjuvant oder alleine behandelt werden. Dabei sollten möglichst Sitzbäder in Kombination mit der Applikation von Salben oder Suppositorien zur Anwendung kommen.

3.9.3 Arzneidrogen-Profile

Kamillenblüten

Siehe a. Kap. 3.2 Gastritis, S. 50f.

D/A: Sitzbad: 50,0 Droge in 1 l Wasser heiß aufgießen, 15 min bedeckt ziehen lassen, abseihen und ins Bad geben

AM: Kamillin-Bad-Robugen® Lösung, 100 ml enth. 94,2 g Kamillenblütenextrakt (Isopropanol 48%, 1:2,0–2,8), Teil- und Sitzbad (20–40 l), 20–40 ml/Bad 1 bis mehrmals tgl.

Hamamelisblätter/-rinde; Zaubernussblätter/-rinde

Hamamelidis folium et cortex, *Hamamelis virginiana* L.

AG: Hämorrhoiden. Lokale Haut- und Schleimhautentzündungen. Krampfaderbeschwerden

Leichte Hautverletzungen

W: Als Gerbstoffdroge adstringierend. Antiphlogistisch

KI: Keine bekannt

UW: Bei äusserlicher, lokaler Anwendung keine bekannt

WW: Keine bekannt

H: FAM in Form von Salben, Cremes, Gelen, Suppositorien, in Kombinationspräparaten, Wirksamkeit in mehreren klinischen Studien belegt

D/A: 5–10,0 g Droge/250 ml als Spüllösung

AM: Posterine® Zäpfchen, 1 Supp. enth. 400 mg Blätterfluidextrakt (Ethanol 60%, 0,5:1), morgens und abends 1 Zäpfchen einführen

Posterine® Salbe, 1 g Salbe enth. 200 mg Blätterfluidextrakt (Ethanol 60%, 0,5:1), 2 × tgl., bei stärkeren Beschwerden auch häufiger

Hametum® Wund- und Heilsalbe, 1 g Salbe enth. 62,5 mg Blätter-/Zweig-Frischdestillat (1:1,6), je nach Bedarf mehrmals tgl. anwenden

Hamasana® Salbe, 1 g Salbe enth. 200 mg Blätter-/Rindenextrakt (Ethanol, 1:4), 2–3 × tgl. anwenden

B: +++ Hämorrhoiden

+++ Lokale Haut- und Schleimhautentzündungen

Eichenrinde

Siehe Kap. 3.7 Diarrhoe, S. 75 f.

3.10 Reizdarmsyndrom

Synonyma: Reizkolon, spastisches Kolon, Colon irritabile.

Funktionelle Darmstörung mit vieldeutigen, stark wechselnden Beschwerden im Mittel- und Unterbauch. Häufig treten abdominelle Schmerzen, Obstipation im Wechsel mit Diarrhoe, Appetitstörungen, Übelkeit, Völlegefühl und Blähungen auf. Verschlimmerung häufig unter psychischer Belastung. Die Diagnose eines Reizdarmsyndromes kann erst nach sicherem Ausschluss einer organischen Erkrankung gestellt werden.

3.10.1 Allgemeine Therapie

Regelmäßige Mahlzeiten einhalten, Vollwertkost unter Beachtung individueller Unverträglichkeiten. Regelmäßiges körperliches Training. Feuchtwarme Umschläge auf den Unterbauch. Psychotherapie, Entspannungsverfahren

3.10.2 Phytotherapie

Eine kausale Therapie des Krankheitsbildes ist nicht möglich. Da die klinische Wirksamkeit chemisch definierter Pharmaka bei diesem Krankheitsbild unsicher ist, können Phytopharmaka bei geringeren Nebenwirkungen zur alleinigen oder adjuvanten Therapie eingesetzt werden.

3.10.3 Arzneidrogen-Profile

Pfefferminzblätter/-öl

Menthae piperitae folium/- aetheroleum, *Mentha* × piperita L.

AG: **Innerl.:** Krampfartige Beschwerden im Magen-Darm-Bereich sowie der Gallenblase und Gallenwege. Colon irritabile. Mundschleimhautentzündungen

Äußerl.: Myalgien, neuralgiforme Beschwerden

W: Direkte Spasmolyse an der glatten Muskulatur des Magen-Darm-Traktes durch calciumantagonistischen Effekt des Menthols. Förderung der Magensaftsekretion, Beschleunigung der Magenentleerung. Bei äußerer Anwendung Blockade der Schmerzleitung über Reizung der Kälterezeptoren der Haut

KI: Gallensteinleiden; Verschluss der Gallenwege; Gallenblasenentzündung; schwere Leberschäden

UW:	Bei empfindlichen Personen Sodbrennen und Magenschmerzen
WW:	Keine bekannt
H:	Bei chronischer Gastritis nicht über einen längeren Zeitraum ununterbrochen anwenden. Öl in Einzeldosis > 100 mg nur in magensaftresistenten Kaps. einnehmen
	Besonders geeignet bei schmerzhaften Spasmen
D/A:	TD 3–6,0 g Droge, Zubereitungen entsprechend
	Öl: Mittlere TD 6–12 Tr.
	Tee: gemäß St.-Zul. 1,5 g (2–3 TL)/150 ml, 10 min, 3–4 × tgl. 1 Tasse
	Öl: gemäß St.-Zul. innerl.: mittlere TD 6–12 Tr. (3 × tgl. 2–4 Tr.)
AM:	Chiana-Kapseln, 1 Kaps. enth. 0,2 ml ≙ 182 mg Pfefferminzöl, 3 × tgl. 1 Kaps. vor den Mahlzeiten
	Mentacur® Kapseln, 1 Kaps. enth. 0,2 ml ≙ 182 mg Pfefferminzöl, 3 × tgl. 1 Kaps. vor den Mahlzeiten
	spasmo gallo sanol® N Dragées, 1 Drg. enth. 37,5 mg Pfefferminzöl, Erw. 3 × tgl. 1–2 Drg. vor den Mahlzeiten
	Kombinationspräparate:
	Enteroplant® Kapseln, 1 Kaps. enth. 90 mg Pfefferminzöl, 50 mg Kümmelöl, 3 × tgl. 1 Kaps. unzerkaut mit etwas Wasser vor den Mahlzeiten
	Iberogast® Tropfen, enth. Angelikawurzel, Kamillenblüten, Kümmel, Mariendistelfrüchte, Melissenblätter, Pfefferminzblätter, Schöllkraut, Süßholzwurzel, Bittere Schleifenblumen, 3 × tgl. 6–20 Tr., je nach Alter, vor oder zu den Mahlzeiten
B:	+++

Flohsamen und Indische Flohsamen/-Flohsamenschalen

Siehe Kap. 3.8 Obstipation, S. 84f.

Leinsamen

Siehe Kap. 3.8 Obstipation, S. 85f.

3.10.4 Teemischung

Bei Reizdarmbeschwerden
Rp.
Foeniculi fruct. cont.
Menthae pip. fol. conc.
Calami rhizoma conc. $\overline{aa}$ 20,0
M.f.spec. deflatulens
D.S.: 1 TL mit 1 Tasse kochendem Wasser übergießen und 10 min ziehen lassen, abseihen,
2–3 × tgl. 1 Tasse warm und schluckweise trinken.

3.11 Krampfartige Schmerzen im Bereich des Verdauungstraktes

Wellenförmiger, diffuser und oft höchst intensiver abdomineller Schmerz, oft mit vegetativer Begleitsymptomatik. Ursächlich ist meist eine relative oder absolute Stenose eines Hohlorganes, dessen glatte Muskulatur durch periodische Kontraktionen das Hindernis zu überwinden versucht.

3.11.1 Allgemeine Therapie

Je nach Ursache der Beschwerden körperliche Schonung mit eventuell Nahrungskarenz oder Bewegung und reichliches Trinken (bei Nieren oder Harnleitersteinen). Feuchtwarme Leibwickel. Bei funktionellen Beschwerden Entspannungstherapie

3.11.2 Phytotherapie

Stark spasmolytisch wirksame Drogen wie Tollkirschenblätter und -wurzel besitzen nur eine geringe therapeutische Breite, weshalb bei ihrer Anwendung besondere Vorsicht geboten ist. Dementsprechend dürfen für Rezepturen nur eingestellte Zubereitungen verwendet werden. Die Indikationsstellung sollte entsprechend streng sein. Bei weniger stark ausgeprägten Symptomen sollten immer erst schwächer wirksame Drogen wie Kamillenblüten, Schöllkraut oder Süßholzwurzel eingesetzt werden.

3.11.3 Arzneidrogen-Profile

Tollkirschenblätter/-wurzel, Belladonnablätter/-wurzel

Belladonnae folium/-radix, *Atropa belladonna* L.

AG:	Spasmen und kolikartige Schmerzen des Gastro-Intestinal-Traktes und der Gallenwege
W:	Parasympatholytisch über kompetitive Hemmung des Acetylcholins. Dadurch u.a. spasmolytisch an der glatten Muskulatur und Reduktion von Speichel- und Magensaftproduktion
KI:	Tachykarde Arrhythmien, Prostataadenom, Engwinkelglaukom, Lungenödem, mechanische Stenosen im Bereich des Magen-Darm-Traktes, Megakolon

UW:	Mundtrockenheit, Abnahme der Schweißdrüsensekretion, Akkomodationsstörungen, Hautrötung und -trockenheit, Wärmestau, Tachykardie, Miktionsbeschwerden, Halluzinationen, Krampfzustände
WW:	Verstärkung der anticholinergen Wirkung durch trizyklische Antidepressiva, Amantidin und Chinidin
H:	Wegen geringer therapeutischer Breite nur Fertigarzneimittel mit standardisierten Extrakten verwenden
D/A:	TD Belladonnaextrakt entspr. 2,2 mg Gesamtalkaloide
AM:	Belladonnysat® Bürger Tropfen Rp!, 100 ml standardisiert auf 50 mg Gesamtalkaloide berechnet als Hyoscyamin; 1 ml ≙ 30 Tr., 3 × tgl. 6–24 Tr. vor und zu den Mahlzeiten. Mittlere Einzeldosis 0,1 mg Alkaloide, max. Einzeldosis 0,75 mg Alkaloide, max. Tagesdosis 2,2 mg Alkaloide
B:	+

4

Erkrankungen des Uro-Genital-Traktes

4.1 Harnwegsinfekt (HWI)

Aufsteigende Entzündung der unteren ableitenden Harnwege (Harnröhre, Harnblase) zumeist bakteriell; die Bakterien stammen meist aus dem Darm. Ursächlich bzw. begünstigend wirken nasse Kälte, Stress, Menstruation, Diabetes mellitus, Abflussstörungen (Steine), Blasenkatheter.

Symptome sind häufiges Wasserlassen, Brennen und Schmerzen beim Wasserlassen, gelegentlich Unterbauchschmerzen, Hämaturie.

4.1.1 Allgemeine Therapie

Hygiene, warme Kleidung, viel Trinken, Verzicht auf Genussmittel (Kaffee, Alkohol, Gewürze), ggf. Urin ansäuern, ansteigende Fußbäder, warme Sitzbäder, Leibwickel

4.1.2 Phytotherapie

Die Behandlung kann erfolgen mit Aquaretika und Harnwegsdesinfizienzien ggf. als alleinige Therapie (isolierte asymptomatische Bakteriurie, Keimzahl < 10^6 Keime/ml, Rezidivprophylaxe nach Antibiotika-Therapie).

Eine antibiotische Therapie bzw. Chemotherapie muss durchgeführt werden bei Problemkeimen wie Chlamydien, Mykoplasmen, Proteus, Trichomonaden, Candida albicans, insbesondere bei Mitbeteiligung der Nieren (Pyelonephritis), signifikanter Keimzahl > 10^6 Keime/ml, Temperaturerhöhung.

Aber auch dann ist eine adjuvante Therapie mit Aquaretika sinnvoll.

Die geeignetste Anwendungsform ist die innere Anwendung in Form von Teezubereitungen.

4.1.3 Arzneidrogen-Profile

Bärentraubenblätter

Uvae-ursi folium, Arctostaphylus uva-ursi (L.) Sprengel

AG: Entzündliche Erkrankungen der ableitenden Harnwege und Katarrhe der Blase und des Nierenbeckens

W: Antibakteriell, harndesinfizierend

KI: Schwangerschaft, Stillzeit, Kdr. < 12 J.

UW: Bei magenempfindlichen Personen und Kindern Übelkeit und Erbrechen

WW: Nicht zusammen mit Mitteln, die den Harn ansäuern → antibakterielle Wirkung ↓

H: Da die harndesinfizierende Wirkung des in den Harnwegen freigesetzten Hydrochinons bevorzugt in alkalischem Milieu auftritt, sollte der Harn alkalisiert werden (z.B. Einnahme von Natriumhydrogencarbonat)

D/A: TD 10–12,0 g Droge ≙ 400–840 mg Hydrochinon-Derivate

AM: Arctuvan® Bärentraubenblätter Filmtabl., 1 Filmtabl. enth. 425,25–519,75 mg TE (Wasser, 2,5–4,5:1) ≙ 105 mg Arbutin, 2–4 × tgl. 2 Filmtabl.

Cystinol® akut Drg., 1 Drg. enth. 238,7–297,5 mg TE (Ethanol, 3,5–5,5:1) ≙ 70 mg Arbutin, 3 × tgl. 2 Drg.

B: + bis ++

Birkenblätter

Betulae folium, *Betula pubescens* Ehrh., *B. pendula* Roth.

AG:	Zur Durchspülungstherapie bei bakteriellen und entzündlichen Erkrankungen der ableitenden Harnwege (spez. Steine) und bei Nierengrieß
	Zur unterstützenden Therapie bei rheumatischen Erkrankungen
W:	Diuretisch ohne Nierenreizung
KI:	Nicht geeignet zur Ausschwemmung von Ödemen infolge eingeschränkter Herz- und Nierentätigkeit
UW:	Keine bekannt
WW:	Keine bekannt
H:	Auf ausreichende Flüssigkeitszufuhr achten (Mindestmenge 2 l/Tag)
D/A:	Mittlere TD 6–10,0 g Droge
	Tee: 2–3 g (2–3 TL)/150 ml, 15 min, 3–4 × tgl. 1 Tasse frisch bereitet zwischen den Mahlzeiten
AM:	Urorenal® Brause-/Trinktabl., 1 Tbl. enth. 500 mg Birkenblätter-TE (4–7:1, Wasser), 3 × tgl. 1 Tabl.
	In Kombination in diversen Blasen- und Nierentees, z.B. Heumann Instanttee, Sidroga-, H & S-Teebeutel
B:	++ Durchspülungstherapie
	+ Adjuvant bei rheumatischen Beschwerden

Brennnesselblätter/-kraut

Urticae folium, U. herba, *Urtica dioica* L., *U. urens* L.

AG:	**Innerl.:** Miktionsbeschwerden bei Prostataadenom Stadium I–II, Durchspülungstherapie bei entzündlichen Erkrankungen der ableitenden Harnwege, vorbeugend bei Nierengrieß.
	Rheumatische Beschwerden
	Äußerl.: Adjuvant bei rheumatischen Beschwerden
W:	Diuretisch; antirheumatisch
KI:	Nicht geeignet zur Ausschwemmung von Ödemen infolge eingeschränkter Herz- und Nierentätigkeit
UW:	Keine bekannt
WW:	Keine bekannt
H:	Auf ausreichende Flüssigkeitsmenge achten (Mindestmenge 2 l/Tag)
D/A:	TD 8–12,0 g Droge
	Tee: 4 g (4 TL)/150 ml, 10 min, als Diuretikum 2–3 × tgl. 1 Tasse
AM:	Aar Mic®, 1 Drg. enth. Brennnesselkraut-TE 300 mg
B:	+ Miktionsbeschwerden bei Prostataadenom Stadium I–II, Durchspülungstherapie
	+ HWI, Urolitiasis
	+++ Arthritis, Arthrose

Hauhechelwurzel

Ononidis radix, *Ononis spinosa* L.

- AG: Zur Erhöhung der Harnmenge bei Nierenbecken- und Blasenkatarrhen, als Durchspülung zur Vorbeugung und Behandlung von Nierengrieß
- W: Mäßig diuretisch
- KI: Nicht geeignet zur Ausschwemmung von Ödemen infolge eingeschränkter Herz- und Nierentätigkeit
- UW: Keine bekannt
- WW: Keine bekannt
- H: Auf ausreichende Flüssigkeitsmenge achten (Mindestmenge 2 l/Tag)
- D/A: Mittlere TD 6–12,0 g Droge

  Tee: 1 knapper TL/150 ml, 20–30 min, 3–4 × tgl. 1 Tasse
- AM: Kein Monopräparat bekannt, enthalten in Kombinationspräparaten und Teemischungen
- B: +

Orthosiphonblätter

Orthosiphonis folium, *Orthosiphon aristatus* (Blume) Miq.

- AG: Zur Durchspülung bei bakteriellen und entzündlichen Erkrankungen der ableitenden Harnwege, Reizblase und Nierengrieß
- W: Diuretisch
- KI: Nicht geeignet zur Ausschwemmung von Ödemen infolge eingeschränkter Herz- und Nierentätigkeit

UW:	Keine bekannt
WW:	Keine bekannt
H:	Auf ausreichende Flüssigkeitszufuhr achten (Mindestmenge 2 l/Tag)
D/A:	TD 6–12,0 g Droge
	Tee: 1 TL/150 ml, 10–15 min, mehrmals tgl. 1 Tasse
AM:	Carito® mono Kapseln, 1 Kaps. enth. 250,2 mg Blätter-TE (Wasser, 5–7:1), 3 × tgl. 2 Kaps.
	Indischer Nierentee Fides, 1 g enth. 1000 mg Orthosiphonblätter
	Indischer Blasen- und Nierentee Kleppe, 1 g enth. 1000 mg Orthosiphonblätter
B:	+

Echtes Goldrutenkraut

Solidaginis virgaureae herba, *Solidago virgaurea* L.

AG:	Zur Erhöhung der Harnmenge bei Entzündungen von Blase und Niere, zur Therapie und Prophylaxe von Harnsteinen und Nierengrieß
W:	Diuretisch, antiphlogistisch, schwach spasmolytisch
KI:	Nicht geeignet zur Ausschwemmung von Ödemen infolge eingeschränkter Herz- und Nierentätigkeit
UW:	Keine bekannt
WW:	Keine bekannt
D/A:	TD 6–12,0 g Droge
	Tee: 2–3 TL/150 ml, 15 min, 2–4 × tgl. 1 Tasse zwischen den Mahlzeiten

H: Auf ausreichende Flüssigkeitsmenge achten (Mindestmenge 2 l/Tag)

AM: Cystinol® long Kapseln, 1 Kaps. enth. 424,8 mg TE (Ethanol 30%, 5-7,1:1), 3-4 × tgl. 1 Kaps.

Canephron S Solidago Filmtabl., 1 Filmtabl. enth. 280 mg TE (Ethanol 60%, 5-7,1:1), 3 × tgl. 2 Filmtabl.

Stromic® Kapseln, 1 Kaps. enth. 342 mg TE (Ethanol 30%, 5-7:1), 3 × tgl. 1 Kaps. nach den Mahlzeiten

Kombinationspräparat:

Canephron® novo Filmtabl., 1 Filmtabl. enth. 108,9 mg Birkenblätter-TE (Wasser, 5,5:1), 96,8 mg Orthosiphonblätter-TE (Methanol 30%, 6,2:1), 135,8 mg Goldrutenkraut-TE (Ethanol 60%, 5,9:1), 3 × tgl. 1-2 Filmtabl. vor den Mahlzeiten

B: ++

Klinische Studien belegen die Wirksamkeit bei entzündlichen Harnwegsinfektionen für eine fixe Kombination aus Hauhechelwurzel, Orthosiphonblättern und Goldrutenkraut.

4.1.4 Teemischung (AKO)

Blasen- und Nieren-Tee
Rp.
Betulae folium	30,0
Orthosiphoni folium	30,0
Solidaginis virgaureae herba	20,0
Ononidis herba	20,0

M.f.spec. diureticae
D.S.: 2-3 TL mit 1 Tasse kochendem Wasser übergießen und 10 min ziehen lassen, abseihen,
2-4 × tgl. 1 Tasse warm und zwischen den Mahlzeiten trinken.

4.2 Urolithiasis

Steinbildung im Nierenbecken-Hohlraumsystem. Verschiedene prädisponierende Faktoren wie anatomische Nierenanomalien, eiweißreiche Ernährung, zu geringe Flüssigkeitsaufnahme, hormonelle Störungen oder Stoffwechselstörungen (Hyperurikämie, Gicht, Hyperparathyreoidismus).

Charakteristisches Syndrom ist der kolikartige Schmerz, Erbrechen, eventuell Subileus.

Die chemische Zusammensetzung der Steine ist sehr unterschiedlich.

4.2.1 Allgemeine Therapie

Zunächst steht die Therapie des Grundleidens im Vordergrund, ansonsten viel trinken, ggf. Ernährungsumstellung je nach Steinanalyse, eiweißarme Kost, wenig Kochsalz

Es gilt:
- Bei Harnsäurereststeinen: purinarme Kost
- Bei Zystinsteinen: vegetarische Kost
- Bei Oxalatsteinen: oxalatarme Kost

Ferner heiße Leibwickel, Normalgewicht anstreben, viel Bewegung (Hüpfen).

4.2.2 Phytotherapie

Es gibt keine spezifische Therapie mit Phytopharmaka. Adjuvant kommt eine Behandlung mit Aquaretika in Betracht und ggf. auch prophylaktisch und zur Rezidivprophylaxe. Zusätzlich können pflanzliche Spasmolytika eingesetzt werden.

4.2.3 Arzneidrogen-Profile

Birkenblätter

Siehe Kap. 4.1 Harnwegsinfektionen, S. 100

Brennnesselblätter,-kraut

Siehe Kap. 4.1 Harnwegsinfektionen, S. 101

Echtes Goldrutenkraut

Siehe Kap. 4.1 Harnwegsinfektionen, S. 103 f.

Hauhechelwurzel

Siehe Kap. 4.1 Harnwegsinfektionen, S. 102

Orthosiphonblätter

Siehe Kap. 4.1 Harnwegsinfektionen, S. 102 f.

4.3 Reizblase

Blasendysfunktion mit den Symptomen Pollakisurie, Dysurie, Harndrang ohne Nachweis einer bakteriellen Harnwegsinfektion.

Häufig liegen psychosomatische oder hormonelle (Östrogenmangel) Ursachen zugrunde.

Frauen im mittleren Lebensalter sind deutlich häufiger betroffen als Männer.

4.3.1 Allgemeine Therapie

Warme Kleidung, Verzicht auf Genussmittel, viel trinken, ansteigende Fußbäder, warme Leibwickel, Fußreflexzonentherapie. Bindegewebsmassage, ggf. Psychotherapie

4.3.2 Phythotherapie

Zum Einsatz kommen Aquaretika in Kombination mit Drogen, die tonisierend und spasmolytisch wirken.

4.3.3 Arzneidrogen-Profile

Kürbissamen

Cucurbitae semen, *Cucurbita pepo* L.

- AG: Reizblase, Miktionsbeschwerden bei benignem Prostataadenom Stadium I–II
- W: Antiphlogistisch, antioxidativ
- KI: Keine bekannt
- UW: Keine bekannt
- WW: Keine bekannt
- H: Auf ausreichende Flüssigkeitsmenge achten (Mindestmenge 2 l/Tag)

    In klinischen Studien Hinweise auf Verbesserung der Uro-Flow-Rate und Verringerung des Restharnvolumens
- D/A: Morgens und abends 3–6 TL gemahlen oder zerkaut mit Flüssigkeit einnehmen
- AM: Granufink® Kürbiskerne (Samen von *Cucurbita pepo* L.), Erw. 1–2 EL (5–15 g), Kdr. 1–2 TL (2–4 g) morgens und abends zerkaut oder gemahlen mit Flüssigkeit einnehmen

Granufink® Kürbiskern Granulat, 1 g enth. 660 mg Samen, Erw. 1–3 EL (8–23 g), Kdr. 2–3 TL (3–6 g), morgens und abends einnehmen

Nomon mono® Kapseln, 1 Kaps. enth. 175 mg TE (20:1), 3 × tgl. 1 Kaps.

Prostafink® forte Kapseln, 1 Kaps. enth. 500 mg Dickextrakt (Ethanol 92%, 15–25:1), 1 × tgl. 1 Kaps.

B: ++

4.4 Benigne Prostatahyperplasie (BPH)

Gutartige Wucherung der Prostata mit zunehmender Verlegung der Urethra.

Ursache unbekannt. Symptomatik mit verlängerter Miktion, abgeschwächtem Harnstrahl, Nachträufeln, Restharn. Ferner Harndrang, Pollakisurie, Nykturie, Dranginkontinenz. Es gibt verschiedene Stadieneinteilungen, nach denen sich die Indikation zur medikamentösen bzw. operativen Therapie richtet (Restharn > 100 ml).

BPH Einteilung (VAHLENSIECK)
Stadium I: Kein Restharn, Uroflow > 15 ml/s,
Stadium II: Wechselnde Miktionsstörungen (Pollakisurie/Nykturie/Harndrang/Nachträufeln), Uroflow 10–15 ml/s
Stadium III: Permanente Miktionsstörungen, Uroflow < 10 ml/s, Restharn > 50 ml, Trabekelblase
Stadium IV: Permanente Miktionsstörungen, Uroflow < 10 ml/s, Restharn > 100 ml, Stauung der oberen Harnwege.

4.4.1 Allgemeine Therapie

Ausreichend Bewegung, keine Unterkühlung, Verzicht auf kalte und alkoholische Getränke, regelmäßige Blasen- und Darmentleerung

4.4.2 Phytotherapie

Eine kausale Therapie ist weder mit chemisch-definierten noch mit pflanzlichen Drogen möglich.

Phytotherapeutika sind deutlich besser verträglich, kostengünstiger bei nachgewiesener gleichwertiger Wirksamkeit. Sie werden in Form von Trockenextrakten verabreicht. Kombinationspräparate können sinnvoll sein.

4.4.3 Arzneidrogen-Profile

Brennnesselwurzel

Urticae radix, *Urtica dioica* L., *U. urens* L

- AG: Miktionsbeschwerden aufgrund eines Prostataadenoms (Stadium I–II)
- W: Verbessernd in Bezug auf die Anfangssymptome der BPH (Stadien I–II)
- KI: Keine bekannt
- UW: Gelegentlich leichte Magen- und Darmbeschwerden
- WW: Keine bekannt
- H: Auf ausreichende Flüssigkeitsmenge achten (Mindestmenge 2 l/Tag)
- D/A: TD 4–6,0 g Droge

	Tee: 1 TL/150 ml, 1 min lang kochend halten, 10 min ziehen, 2–4 × tgl. 1 Tasse
AM:	Azuprostat Urtica® Filmtabletten, 1 Filmtabl. enth. 460 mg TE (Methanol 20%, 7–14:1), 1 × tgl. 1 Filmtabl.
	Bazoton uno® Filmtabletten, 1 Filmtabl. enth. 459 mg TE (Methanol 20%, 7,1–14,3:1), 1 × tgl. 1 Filmtabl.
	Prostaforton uno® Filmtabletten, 1 Filmtabl. enth. 285 mg TE (Methanol 80%, 15–20:1), 1 × tgl. 1 Filmtabl.
B:	+++

Sägepalmenfrüchte

Sabal fructus, *Serenoa repens* (Bartr.) Small

AG:	Reizblase, Miktionsbeschwerden bei Prostataadenom (Stadium I–II)
W:	Antiphlogistisch, antiödematös
KI:	Keine bekannt
UW:	In seltenen Fällen Magenbeschwerden
WW:	Keine bekannt
H:	Verwendung von Fertigarzneimitteln mit standardisiertem Drogenextrakt.
	Die unten angeführten Präparate bessern nur die Beschwerden bei einer vergrößerten Prostata ohne die Vergrößerung zu beheben.
D/A:	TD 1–2,0 g Droge einnehmen oder 320 mg lipophiler Drogenauszug in 1–2 Einzelgaben

AM: Prostagutt® uno Kapseln, 1 Kaps. enth. 320 mg Extrakt (Ethanol 90%, 10–14,3:1), 1 × tgl. 1 Kaps. während der Mahlzeiten

Strogen® uno Kapseln, 1 Kaps. enth. 320 mg Extrakt (Ethanol 90%, 7,5–12,5:1), 1 × tgl. 1 Kaps. während der Mahlzeiten

Talso® uno N Kapseln, 1 Kaps. enth. 320 mg Extrakt (Ethanol 90%, 7,5–12,5:1), 1 × tgl. 1 Kaps. während der Mahlzeiten

Eignen sich zur Behandlung von Stadium II–III nach Vahlensieck

B: +++

Kürbissamen

Siehe Kap. 4.3 Reizblase, S. 107 f.

5

Gynäkologische Erkrankungen

5.1 Vulvitis, Kolpitis

Entzündung des äußeren weiblichen Genitales durch Herpes- oder Papillomaviren.

Oft sekundär bedingt durch Harninkontinenz und Fisteln, mechanische und chemische Reize, Östrogenmangel, Diabetes mellitus, Allergien.

Symptome sind brennende Schmerzen, Pruritus, Miktionsbeschwerden.

5.1.1 Allgemeine Therapie

Keine enge Wäsche tragen, auf Hygiene achten, Mitbehandlung des Sexualpartners

5.1.2 Phytotherapie

Nur äußerliche Anwendung von antiphlogistischen und adstringierenden Phytopharmaka in Form von Spülungen und Sitzbädern

5.1.3 Arzneidrogen-Profile

Schafgarbenkraut/-blüten

Siehe auch Kap. 3.6 funktionelle Störungen der Gallenblase, S. 70 f.
Millefolii herba/-flos, *Achillea millefolium* L.

AG: **Innerl.**: Leichte krampfartige Beschwerden im Magen-Darm-Bereich. Appetitlosigkeit

Äußerl.: Funktionelle Unterbauchbeschwerden, Vulvitis, Kolpitis, Dysmenorrhoe

W: Bittermittel. Choleretisch, adstringierend, spasmolytisch

KI:	Überempfindlichkeit gegen Schafgarbe oder andere Korbblütler
UW:	Selten Überempfindlichkeitsreaktionen
WW:	Keine bekannt
H:	Anwendung als feuchtwarmer Leibwickel zur Linderung
D/A:	TD 4,5 g Kraut, 3,0 g Blüten, Zubereitungen entsprechend
	Tee: gemäß St.-Zul. 2–4 g (1–2 TL)/150 ml, 10 min, 3–4 × tgl. zwischen den Mahlzeiten
	Sitzbad: 100 g Schafgarbenkraut/1–2 l kochendes Wasser, 20 min ziehen lassen
AM:	Schafgarbe-Tropfen® Tinktur, enth. Millefolii tinct. (Ethanol 31,5%, 1:5), 4 × tgl. 95 Tr. ≙ 4,2 g
B:	+

Eichenrinde

Siehe Kap. 3.7.3 Diarrhoe, S. 75 f.

Kamillenblüten

Siehe auch Kap. 3.2 Gastritis, S. 50 f.

D/A:	Bad: 50,0 Droge mit 1 l Wasser heiß aufgießen, 15 min bedeckt ziehen lassen, abseihen und ins Bad geben
AM:	Kamillan® supra, enth. Kamillenblütenextrakt (Ethanol:Wasser, 1:2 ≙ 8 mg), Kamillenblütenöl, zur äußerl. Anwendung: Sitzbäder, Umschläge, Spülungen, Waschungen, Teilbäder: 1–mehrmals tgl. ½–1 EL/1 l Wasser

Kamillopur®, enth. Kamillenblüten-Fluidextrakt (Ethanol 55%, 1:1), zur äußerl. Anwendung: Umschläge, Waschungen, Teil- und Sitzbäder: 2 EL/1 l Wasser, 1-mehrmals tgl.

Kamillin Robugen® Konzentrat, enth. Kamillenblütenextrakt (Ethanol 48%, 1:1,7-2,6 ≙ 0,479 mg Levomenol), Teil- und Sitzbad: 20–40 ml/20–40 l Wasser (½–1 Portionsbtl. bzw. 1–2 Dosierkappen) 1-mehrmals tgl.; Vollbad: 80 ml/150 l Wasser (2 Portionsbtl. bzw. 4 Dosierkappen) 1× tgl.; Umschläge, Spülungen, Waschungen: 20 ml/1 l Wasser (1/2 Portionsbtl. bzw. 1 Dosierkappe) 1-mehrmals tgl.

Kamillosan®, enth. Kamillenblütenextrakt (Ethanol 38,5%, 1:4-4,5 ≙ 0,5 mg Levomenol), zur äußerl. Anwendung: Umschläge, Waschungen, Spülungen. 1-mehrmals tgl. 15–30 ml/1 l Wasser, Sitzbäder, Teilbäder: 15 ml/1 l Wasser

5.2 Amenorrhoe

Ausbleiben der Regel bis zum 16. Lebensjahr.
Unterschieden werden die
- primäre Form (hormonell bedingt) und die
- sekundäre Form (Ausbleiben der Regelblutung nach zuvor bestehender spontaner Regelblutung), es gibt diverse Ursachen

5.2.1 Allgemeine Therapie

Ursachenbehandlung

5.2.2 Phytotherapie

Nach Abklärung der Ursache ggf. alleiniger Therapieversuch mit Phytopharmaka, die schwächer wirken, aber deutlich weniger Nebenwirkungen als chemisch definierte Arzneimittel des gleichen Indikationsgebietes aufweisen.

5.2.3 Arzneidrogen-Profil

Keuschlammfrüchte, Mönchspfefferfrüchte

Siehe Kap. 5.4 Menorrhagie, Metrorrhagie, S. 119 f.

5.3 Dysmenorrhoe

Schmerzhafte Menstruation, kolikartiger Schmerz, zusätzlich oft Übelkeit, Erbrechen, Rückenschmerzen, Kopfschmerz, Migräne.

Ausgelöst durch Prostaglandine, mögliche Ursachen sind Endometriose, Myome, Krampfadern, Uterusanomalien, Retroflexion des Uterus, IUP bzw. psychosomatische Faktoren.

5.3.1 Allgemeine Therapie

Leichte, salzarme Kost, Obst- und Reistage, ausreichende Bewegung, Entspannungstherapie, feuchtwarme Leibwickel, entspannende Vollbäder, Sitzbäder, ggf. Psychotherapie

5.3.2 Phythotherapie

Zur Anwendung kommen spasmolytisch wirkende Phytopharmaka wie Kamillenblüten und Schafgarbenkraut sowie Cimicifugawurzelstockextrakte.

5.3.3 Arzneidrogen-Profile

Cimicifugawurzelstock, Traubensilberkerzenwurzelstock

Siehe Kap. 5.10 Klimakterische Beschwerden, S. 125 f.

Eichenrinde

Siehe Kap. 3.7 Diarrhoe, S. 75 f.

Kamillenblüten

Siehe Kap. 3.2 Gastritis, S. 50 f.

Schafgarbenkraut/-blüten

Siehe Kap. 3.6 Funktionelle Störungen der Gallenblase, S. 70 f.

5.4 Menorrhagie, Metrorrhagie

Menorrhagie: Verlängerte Blutungszeit (> 6 Tage). Ursache meist organisch durch z. B. Uterus myomatosus oder Uterus-Karzinom.

Metrorrhagie: Zusätzliche Blutung außerhalb des normalen Zyklus. Ursache ist oft eine Endometriose bzw. ein Endometrium-Karzinom.

5.4.1 Allgemeine Therapie

Ursachenbehandlung

5.4.2 Phytotherapie

Nach Klärung der Ursache alleinige bzw. adjuvante Therapie mit Phytopharmaka möglich; sie wirken deutlich nebenwirkungsärmer als chemisch definierte Arzneimittel des gleichen Indikationsgebietes.

5.4.3 Arzneidrogen-Profile

| Keuschlammfrüchte, Mönchspfefferfrüchte |

Agni casti fructus, *Vitex agnus-castus* L.

AG:	Menorrhagie, Metrorrhagie; bei Regelanomalien
	Mentruationsstörungen infolge Gelbkörperinsuffizienz, PMS, Mastodynie
W:	Hinweis auf Hemmung der Prolaktinsekretion (dopaminerge Wirkung)
KI:	Schwangerschaft, Stillzeit
UW:	Es können juckende, urtikarielle Exantheme auftreten
WW:	Wirkungsabschwächung durch Dopaminrezeptor-Antagonisten möglich
H:	Verwendung als Teezubereitung nicht gebräuchlich
D/A:	TD 30–40 mg Droge in Form wässrig-ethanolischer Extrakte;
	bei Amenorrhoe, Oligomenorrhoe: 40–45 Tr. 1 × tgl. über 6 Wochen
	bei Fertilitätsstörungen, PMS: 40 Tr. 1 × tgl. über 3 Zyklen;
	Fluidextrakt: 1–2 g tgl.

AM: Agnolyt® Kapseln, 1 Kaps. enth. 3,85 mg TE (Ethanol 60%, 9,58–11,5:1), morgens 1 Kaps.; Lösung: 100 g enth. 9 g Tinktur (1:5), morgens 40 Tr.

Agnucaston® Filmtabl., 1 Filmtabl. enth. 3,2–4,8 mg TE (Ethanol 70%, 8,3–12,5:1), morgens 1 Filmtabl.; Lösung: 100 g enth. 0,192–0,288 g TE (Ethanol 70%, 8,3–12,5:1), morgens 1 × 40 Tr.

Strotan® Filmtabl., 1 Filmtabl. enth. 3 mg TE (Ethanol 60%, 10–16:1), morgens nach der Mahlzeit 1 Filmtabl.

Generika mit entspr. Trockenextrakten im Handel.

B: +++ Menorrhagie, Metrorrhagie

+++ PMS

+++ Mastodynie

Hirtentäschelkraut

Siehe Kap. 6.8 Wundbehandlung, Verbrennungen, S. 141 f.

5.5 Fluor vaginalis

Unphysiologischer Scheidenausfluss aufgrund verschiedener chemischer (Spülung), mechanischer (IUP, Prolaps), infektiöser (bakteriell, viral, mykotisch) Ursachen. Weitere Ursachen sind Schwangerschaft, Uteruskarzinom. Oft mit Pruritus und Schmerzen verbunden.

5.5.1 Allgemeine Therapie

Therapie mit Milchsäurezäpfchen

5.5.2 Phytotherapie

Adjuvante äußerliche Therapie in Form von Sitzbädern und Spülungen

5.5.3 Arzneidrogen-Profile

Eichenrinde

Siehe Kap. 3.7 Diarrhoe, S. 75 f.

Kamillenblüten

Siehe Kap. 3.2 Gastritis, S. 50 f. sowie Kap. 5.1 Vulvitis, Kolpitis, S. 115 f.

5.6 Mastodynie

Schmerzhafte Mammaschwellung der 2. Zyklushälfte, oft Symptom des prämenstruellen Syndroms (PMS), kommt aber auch isoliert vor. Häufig psychosomatische Ursachen

5.6.1 Allgemeine Therapie

Entspannungstherapie, gut sitzender BH, kühle Brustwickel, Kneipp-Therapie, ggf. Psychotherapie

5.6.2 Phythotherapie

Oft als alleinige therapeutische Maßnahme wirksam

5.6.3 Arzneidrogen-Profil

Keuschlammfrüchte, Mönchspfefferfrüchte

Siehe Kap. 5.4 Menorrhagie, Metrorrhagie, S. 119 f.

5.7 Prämenstruelles Syndrom (PMS)

Das PMS tritt in der 2. Zyklushälfte auf, ca. 1 Woche vor der Menstruation in Form von Mastodynie, Kopfschmerz, Migräne, Reizbarkeit, depressiver Verstimmung, Unruhe, Unterleibs- und Kreuzschmerz und gastrointestinalen Symptomen.

Ursächlich kommen hormonelle Störungen und psychosomatische Faktoren in Betracht.

5.7.1 Allgemeine Therapie

Körperliche Aktivität, gesunde Lebensführung, Entspannungstherapie und ggf. Psychotherapie

5.7.2 Phythotherapie

Das PMS lässt sich erfolgreich allein mit Phytopharmaka therapieren. Erforderlich ist eine Langzeittherapie über mindestens ein halbes Jahr. Schwere Formen bedürfen in der Regel der Therapie mit chemisch definierten Hormonpräparaten.

5.7.3 Arzneidrogen-Profile

Keuschlammfrüchte, Mönchspfefferfrüchte

Siehe Kap. 5.4 Menorrhagie, Metrorrhagie, S. 119 f.

> Cimicifugawurzelstock, Traubensilberkerzenwurzelstock

Siehe Kap. 5.10 Klimakterische Beschwerden, S. 125 f.

5.8 Sterilität der Frau

Unfruchtbarkeit, die ovariell, tubar, uterin, vaginal, hormonell und psychogen bedingt sein kann

5.8.1 Allgemeine Therapie

Ursachenklärung, ggf. Psychotherapie

5.8.2 Phytotherapie

Nur adjuvanter Therapieversuch bei Corpus-luteum-Insuffizienz mit Agnus castus

5.8.3 Arzneidrogen-Profil

> Keuschlammfrüchte, Mönchspfefferfrüchte

Siehe Kap. 5.4 Menorrhagie, Metrorrhagie, S. 119 f.

5.9 Hyperemesis gravidarum

Morgendliches Erbrechen mit Übelkeit in der Frühschwangerschaft, eventuell psychisch oder durch hohe HCG-Werte ausgelöst

5.9.1 Allgemeine Therapie

Häufige kleine Mahlzeiten, feuchtwarme Leibwickel, ggf. Psychotherapie

5.9.2 Phytotherapie, Teemischung

Rp.
Matricariae flos   20,0
Melissae folium   20,0
Menthae piperitae folium   20,0
M.f.spec.
D.S.: 2–3 TL mit 1 Tasse kochendem Wasser übergießen und 10 min ziehen lassen, abseihen,
mehrm. tgl. warm trinken.

5.10 Klimakterische Beschwerden

Hormonelle Umstellung mit Östrogenmangel, vermehrte LH- und Progesteronausschüttung aus der Hypophyse.

Symptomatik in Form von Hitzewallungen, Stimmungslabilität, Depressionen, Schlafstörungen, Tachykardie, Gewichtszunahme, Pruritus vulvae, als Spätfolge Osteoporose möglich.

5.10.1 Allgemeine Therapie

Entspannungstherapie (autogenes Training, progressive Muskelrelaxation nach Jacobson), vitaminreiche Kost, ggf. Psychotherapie

5.10.2 Phytotherapie

Als Alternative zur Therapie mit chemisch synthetischen Östrogen-Präparaten kann die alleinige Therapie mit so genannten Phytoöstrogenen die Symptomatik lindern, nicht jedoch die Osteoporose verhindern.

Cimicifuga und zusätzlich Johanniskraut (siehe Kap. 8.2 Depressionen, S. 169 f.) zur Besserung der depressiven Stimmungslage

5.10.3 Arzneidrogen-Profile

Cimicifugawurzelstock, Traubensilberkerzenwurzelstock

Cimicifugae rhizoma, *Cimicifuga racemosa* (L.) Nutt.

AG:	Klimakterische Beschwerden
	Neurovegetative prämenstruelle und dysmenorrhoeische Beschwerden
W:	Sowohl östrogenartig als auch östrogen-antagonistisch
KI:	Schwangerschaft, Stillzeit; CAVE: hormonabhängige Tumoren
UW:	Gelegentlich Magen-Darm-Beschwerden
WW:	Keine bekannt
H:	Wirkungeintritt nach 2–3 Wochen
	In etlichen klinischen Studien wird die Wirksamkeit bei guter Verträglichkeit eindeutig belegt.
D/A:	TD als alkohol. Extrakt (ethanolisch-wässrig 40–60% oder isopropanolisch-wässrig 60%), entsprechend mind. 40 mg Droge bzw. 10 mg Extrakt
AM:	Cimisan® Filmtabl., 1 Filmtabl. enthält 6–10 mg TE (Ethanol 60%, 4,1–6,5:1), 1 × tgl. 1 Filmtabl.
	Klimadynon® Filmtabl., 1 Filmtabl. enth. 1,66–2,86 mg TE (Ethanol 58%, 7–12:1), 2 × tgl. 1 Filmtabl.; Lösung, 100 g enth. 12 g Tinktur (Ethanol 50%, 1:5), 2 × tgl. 30 Tr.

Remifemin® Tabl., 1 Tabl. enth. 0,018–0,026 ml Flüssigextrakt (Isopropanol 40%, 0,78–1,14:1), 2 × tgl. 1 Filmtabl.; Lösung, 100 ml enth. 12 ml Flüssigextrakt (Ethanol 60%, 1:5), 2 × tgl. 20 Tr.

als Kombinationspräparat mit Johanniskraut:

Remifemin® plus Dragées, 1 Drg. enth. 0,25 mg Johanniskraut-TE, berechnet als Hypericin, 1 mg Cimicifugarhizom-TE, berechnet als 27-Deoxyactein, 2 × tgl. 1–2 Drg.

Generika mit entspr. Trockenextrakten im Handel

B: +++

6

Dermatologische Erkrankungen

6.1 Sebostase, Seborrhoe

Sebostase: Verminderte Talgdrüsenproduktion, oft einhergehend mit Dyshydrosis, tritt meist in höherem Alter auf.

Seborrhoe: Gesteigerte Talgdrüsenproduktion im Zusammenhang mit Hyperhydrosis, häufig zusätzlich vegetative Dystonie. Tritt oft auf bei Morbus Parkinson, medikamentöser Therapie mit Tranquilizern und Neuroleptika. Ebenfalls vermehrtes Auftreten im Zusammenhang mit Rosacea und bei bakteriellen und mykotischen Infekten

6.1.1 Allgemeine Therapie

Behandlung des Grundleidens, Hautpflege, bei Sebostase regelmäßiges Einfetten

6.1.2 Phytotherapie

Phytotherapeutika wirken kausal, sie werden äußerl. angewendet.

Alleinige äußerliche Therapie mit (z. B.) Kamillenölbad ausreichend

6.1.3 Arzneidrogen-Profile

Kamillenöl

Matricariae aetheroleum, *Matricaria recutita* L.

AG: **Äußerl.:** Bei Haut- und Schleimhautentzündungen, Entzündungen im Anal- und Genitalbereich; Sebostase, Seborrhoe

Lokal: Entzündungen von Haut- und Schleimhaut, einschließlich der Mundhöhle und des Zahnfleisches

	Inhal.: Entzündung und Reizung der Luftwege
	Innerl.: Entzündungen und Spasmen des Gastro-Intestinal-Traktes
W:	Antiphlogistisch, spasmolytisch
KI:	Überempfindlichkeit gegenüber Korbblütlern
UW:	Keine bekannt
WW:	Keine bekannt
H:	Keine Anwendung bei Entzündungen am Auge wegen möglicher Reizwirkung
D/A:	Zur Wundbehandlung, als medizinischer Hautschutz-, Hautpflegemittel in Salben, Cremes, Badezusätzen etc. in verschiedenen Konzentrationen
AM:	Kamillosan® Creme, 1 g Creme enth. 0,2 g Öl, 2–3 × tgl. dünn auftragen
	Hewekzem novo® N, 100 g Salbe enth. 1 g Öl, 1–mehrmals tgl. dünn auftragen
	Bäder (Auswahl):
	Kamillan® supra Lösung, 100 g Lösung enth. mind. 180 mg äther. Öl, Sitz-, Teilbad, Waschungen, Spülungen: ½–1 EL/ 1 l Wasser, 1–mehrmals tgl.
	Kamillenölbad® Spitzner, 1 g enth. 1, 5 mg äther. Öl), Ölbad, Sitzbäder: 5–10 ml/1 l Wasser, 1–mehrmals tgl.
	Kamillosan® Wund- und Heilbad, 100 g enth. Kamillenblüten-Extr (Ethanol 38,5%, 1:4,0–4,5, standardisiert auf 50–150 mg äth. Öl), Umschläge, Spülungen, Teil-, Sitzbäder: 1 Messbecher/1 l Wasser, Vollbäder: 2 Messbecher
B:	+

Stiefmütterchenkraut

Violae cum flore herba, *Viola tricolor* L.

AG: Leichte seborrhoische Hauterkrankungen, Milchschorf bei Kindern

W: Antiphlogistisch, cortisonähnlich

KI: Keine bekannt

UW: Keine bekannt

WW: Keine bekannt

D/A: Bis zu 4 TL/150 ml, 10 min, mehrmals tgl. für Umschläge

AM: Befelka® Öl, als Öl in Kombination mit anderen ätherischen Ölen (Kamillenöl, Ringelblumenblütenöl, Johanniskrautöl, Stiefmütterchenkrautöl in Olivenöl und Paraffin), mehrmals tgl. auf die zu behandelnde Hautpartie auftragen

B: +

6.2 Psoriasis vulgaris

Chronische, schubweise verlaufende entzündliche Hauterkrankung mit Hyperproliferation der Epidermis bei genetischer Disposition (Genodermatose), auch psychische Faktoren können ätiologisch bedeutsam sein.

Es können auch Nägel und Gelenke befallen werden. Auslösende Faktoren sind mechanische, physikalische, chemische und entzündliche Reize.

Begünstigende Faktoren sind Abwehrschwäche, HIV-Infektionen, Diabetes mellitus und die Einnahme bestimmter Medikamente (Resochin, Lithium, Betablocker, Gold, NSAR, Chlorthalidon).

6.2.1 Allgemeine Therapie

Hautpflege, Schutz vor Austrocknung und Sonnenbrand, rückfettende Salben verwenden.

Vollwertkost, Verzicht auf Genussmittel, Klimatherapie, günstig wirkt sich die Kombination aus Sonne und Meer aus.

6.2.2 Phytotherapie

Bei leichteren Formen kommt die adjuvante Therapie mit äußerlichen Phytotherapeutika im Rahmen eines umfangreichen Therapiekonzeptes in Betracht.

6.2.3 Arzneidrogen-Profil

Mahonienrinde

Mahoniae cortex, *Mahonia aquifolium* (Pursh.) Nutt.

AG:	In Form homöopathischer Zubereitungen mit der Indikation „trockene Hautausschläge", z.B. bei Psoriasis zwischen den akuten Schüben
KI:	Bei Schwangerschaft und Stillzeit strenge Indikationsstellung
UW:	In seltenen Fällen allergische Hautreaktionen möglich
WW:	Keine bekannt
H:	Kontakt von Salbe/Creme mit Augen oder Schleimhäuten vermeiden
	Sichtbare Wirkung nach ca. 2 Wochen
D/A:	Verwendung als Teezubereitung nicht gebräuchlich

AM: Rubisan® Salbe/Creme, 10 g Creme/Salbe enth. 1 g Urtinktur, 2–3 × tgl. auf die betroffenen Hautareale dünn auftragen, leicht einmassieren

B: ++

Cayennepfefferfrüchte

Siehe Kap. 9.1 Degenerative Gelenk- und Wirbelsäulenerkr., S. 178 f.

6.3 Neurodermitis (atopische Dermatitis)

Chronisch-rezidivierende, entzündliche, ekzematöse Hauterkrankung mit trockener Haut und Juckreiz, multifaktorieller Genese.

Mögliche Ursachen sind genetische Disposition, Umweltfaktoren, Nahrungseinflüsse, psychische Faktoren; es besteht Hyperreagibilität der Haut mit IgE-AK-Erhöhung.

6.3.1 Allgemeine Therapie

Hautpflege, Ölbäder, Hautkühlung, Kleidung aus Baumwolle, keine hohen Temperaturen, nicht zu viel Wasserkontakt, Klimatherapie, ggf. Nahrungsmittelallergene meiden, Entspannungstherapie, Psychotherapie

6.3.2 Phytotherapie

Innerhalb eines vielfältigen Therapiekonzeptes hat die Phytotherapie einen wichtigen Platz mit äußerlich und innerlich zu verabreichenden Arzneimitteln, die antiphlogistisch, juckreizstillend, adstringierend, antiallergisch und vor allem fettend wirken können, ggf. kann im Intervall Cortison eingespart werden.

6.3.3 Arzneidrogen-Profile

Nachtkerzensamenöl

Oenotherae oleum, *Oenothera biennis* L.

AG:	Atopisches Ekzem
W:	Ausgleich des Mangels an γ-Linolensäure bei Atopikern
KI:	Kdr. < 1 J. In Schwangerschaft und Stillzeit strenge Indikationsstellung
UW:	Gelegentlich Übelkeit, Verdauungsstörungen, Kopfschmerzen;
	selten Überempfindlichkeitsreaktionen
WW:	Auftreten von bislang nicht erkannten epileptischen Anfällen (Demaskierung), insbesondere bei schizophrenen Patienten bzw. bei epileptogener Komedikation
H:	Wurde von der Kommission E nicht bearbeitet
D/A:	Verwendung des nativen Öles nicht üblich
	Anwendung nur in Form von Fertigarzneimitteln (s.u.)
AM:	Epogam® 500/1000 mg Weichkapseln, 1 Kaps. enth. 466–536/932–1073 mg Nachtkerzensamenöl ≙ 40/80 mg Gamolensäure, Erw. 4–6/2–3 Kaps. 2 × tgl., Kdr. 1–12 J. 2–4/1–2 Kaps. 2 × tgl.
B:	+++

Eichenrinde

Siehe Kap. 3.7 Diarrhoe, S. 75 f.

Hamamelisblätter/-rinde, Zaubernussblätter/-rinde

Siehe Kap. 3.9 Hämorrhoiden, S. 90 f.

Kamillenblüten

Siehe Kap. 3.2 Gastritis, S. 50 f., sowie Kap. 5.1 Vulvitis, Kolpitis, S. 115 f.

6.4 Akute und chronische Dermatitis, Ekzem

Unspezifische Hautentzündung einhergehend mit Rötung, Schwellung, Pusteln, Bläschen, Erosionen, zum Teil nässend oder mit trockenen, schuppenden Herden.

Ursächlich kommen toxische, allergische und infektiöse Faktoren in Betracht.

6.4.1 Allgemeine Therapie

Kühle Umschläge, Klimatherapie, Vermeiden von Hautreizungen, vollwertige Ernähung, ggf. Psychotherapie

6.4.2 Phytotherapie

In der Regel als äußerliche adjuvante Therapie, bei leichteren Formen als alleinige Therapie, auch im Wechsel mit chemisch-synthetischen Dermatika möglich

6.4.3 Arzneidrogen-Profile

Weiße Taubnesselblüten

Lamii albi flos, *Lamium album* L.

AG:	**Innerl.:** Bei Katarrhen der oberen Luftwege, speziell zur Schleimlösung
	Äußerl.: leichte, oberflächliche Entzündungen
	Lokal: leichte Entzündungen im Mund-/Rachenbereich, unspez. Fluor albus
W:	Mucilaginös, schwach expektorierend
KI:	Keine bekannt
UW:	Keine bekannt
WW:	Keine bekannt
D/A:	**Innerl.:** TD 3,0 g Droge
	Tee: 2 TL/150 ml, 5 min, 3 × tgl. 1 Tasse
	Äußerl.: Für Sitzbad: 5,0 g Droge
	Lokal: Zum Spülen und Gurgeln 1,0 g Droge/150 ml Wasser
B:	+

Spitzwegerichkraut/-blätter

Siehe Kap. 2.6 Akute und chronische Bronchitis, S. 34

D/A: **Äußerl./lokal:** 1½ TL/150 ml, Kaltansatz, 1–2 h, 3–4 × tgl. für Umschläge, zum Spülen oder Gurgeln.

AM: Für diese Indikation kein Fertigarzneimitel im Handel

Eichenrinde

Siehe Kap. 3.7 Diarrhoe, S. 75 f.

Hamamelisblätter/-rinde, Zaubernussblätter/-rinde

Siehe Kap. 3.9 Hämorrhoiden, S. 90 f.

Kamillenblüten

Siehe Kap. 3.2 Gastritis, S. 50 f., sowie Kap. 5.1 Vulvitis, Kolpitis, S. 115 f.

6.5 Candidamykose/Soor/Windeldermatitis

Durch Sproßpilze hervorgerufene Erkrankung von Haut oder Schleimhäuten, tritt bevorzugt auf bei Immunschwäche, Diabetes mellitus, hormonellen Störungen, begünstigt durch feuchte Wärme, Adipositas, starkes Schwitzen und Hautfalten.

Es imponieren flächenhaft gerötete und mazerierte weißlich schmierige Beläge, zum Teil Papeln und Pusteln mit Schuppung, dabei besteht Juckreiz.

6.5.1 Allgemeine Therapie

Hautpflege, Trockenhalten der befallenen Haut.

Therapie des Grundleidens, ballaststoffreiche Vollwertkost, Wechselbäder, Hauffesche Bäder

6.5.2 Phytotherapie

Äußerlich angewendete Phytopharmaka können adjuvant im Wechsel mit chemisch-synthet. Antimykotika eingesetzt werden.

6.5.3 Arzneidrogen-Profil

Kamillenblüten

Siehe Kap. 3.2 Gastritis, S. 50 f. sowie Kap. 5.1 Vulvitis, Kolpitis, S. 115 f.

6.6 Warzen, spitze Kondylome

Erreger der Warzen sind humane Papillomviren.

Besondere Risiken sind Promiskuität, HIV-Infektion, Rauchen, Vitaminmangelernährung, Schwangerschaft.

6.6.1 Allgemeine Therapie

Vermeiden von Risiken

6.6.2 Phytotherapie

Die äußerliche Behandlung mit Podophyllin ist auch in der Schulmedizin anerkannt.

6.6.3 Arzneidrogen-Profil

Podophyllwurzelstock/-harz, Fußblattwurzel/-harz

Podophylli peltati rhizoma, *Podophyllum peltatum* L.

- AG: **Äußerl.**: Condylomata acuminata; das Harz wird nur zur Entfernung von spitzen Kondylomen gebraucht; zur Behandlung von Ekzemen
- W: Antimitotische Wirkungen
- KI: Schwangerschaft, selbst bei äußerl. Anw.
- UW: Vergiftung möglich
- WW: Keine bekannt
- H: Die behandelte Hautoberfläche sollte 25 cm^2 nicht überschreiten.

  Auch in der Schulmedizin anerkannt, keine klinischen Studien
- D/A: **Äußerl.**: Droge bzw. Flüssigextr.: 1,5–3,0/g; Tinktur: 2,5–7,5 g;

  Harz (Podophyllin): Warzen: 5–25% Lösung oder Suspension; Ekzeme: 0,1% in Salben
- AM: Condylox® Lösung Rp!, 1 ml Lsg. enth. 5 mg Podophyllotoxin, 2 × tgl. an 3 aufeinander folgenden Tagen, genaue Anw. beachten, CAVE: Einzeldosis

  Wartec® Creme Rp!, 1 g Creme enth. 1,5 mg Podophyllotoxin, 2 × tgl. an 3 aufeinander folgenden Tagen, genaue Anw. beachten, CAVE: Einzeldosis
- B: +

6.7 Pruritus

Juckreiz durch äußere oder innere Einflüsse.

Häufiges Symptom bei verschiedenen Hauterkrankungen wie z.B. Neurodermitis, Urtikaria, Ekzem, Lichen ruber planum. Ferner bei mehreren internistischen Erkrankungen wie Diabetes mellitus, Leukämien, Morbus Hodgkin, Cholestase, Hyperthyreose, Urämie

6.7.1 Allgemeine Therapie

Behandlung des Grundleidens. Hautkühlung, Verzicht auf Kratzen

6.7.2 Phytotherapie

Äußerliche Anwendung entweder allein oder im Wechsel mit chemisch-synthetischen Antihistaminika

6.7.3 Arzneidrogen-Profile

Cardiospermumkraut

Cardiospermum herba, *Cardiospermum halicacabum* L.

- AG: In Form homöopathischer Zubereitungen mit der Indikation „Entzündungen der Atemwege und der Haut; Rheumatismus"
- W: Juckreizstillend, entzündungshemmend, antiallergisch
- KI: Keine bekannt
- UW: In seltenen Fällen allergische Hautreaktionen möglich
- WW: Keine bekannt
- H: Bei Schwangerschaft und Stillzeit strenge Indikationsstellung;

Kontakt von Salbe/Creme mit Augen oder Schleimhäuten vermeiden

AM: Halicar® Salbe/Creme, 10 g Salbe/Creme enth. 1 g Urtinktur, 2–3 × tgl. auf die betroffenen Hautareale dünn auftragen, leicht einmassieren

B: ++

Minzöl

Siehe Kap. 7.3 Neuralgien, S. 151 f.

Pfefferminzöl

Siehe Kap. 2.1 Viraler Infekt der oberen Luftwege, S. 24 ff.

6.8 Wundbehandlung, Verbrennungen

Hautschädigungen durch mechanische Einwirkungen
Unterschieden werden:
- geschlossene Verletzungen wie Prellungen, Zerrungen, Verstauchungen, Hämatome,
- offene Verletzungen durch stumpfe oder spitze Gewalteinwirkung,
- infizierte Wunden und
- Verbrennungen.

Gradeinteilung der Verbrennungen
- Grad I – Erythem, Schmerz, Schwellung,
- Grad II – wie 1 – zusätzlich Blasenbildung,
- Grad III – Nekrosen, graufleckige Haut, dabei kein Schmerz.

6.8.1 Allgemeine Therapie

Haut- bzw. Wundpflege, Kühlen, Verbandswechsel, Lagerung, Mobilisierung ggf. Druckverband bei Ulcus cruris

6.8.2 Phytotherapie

Oberflächliche Wunden lassen sich allein mit Phytopharmaka gut behandeln, ebenso Verbrennungen 1. und 2. Grades und nässende Wunden; bei infizierten Wunden leistet die Phytotherapie einen wertvollen Beitrag.

Auch bei Ulcus cruris werden Phytotherapeutika adjuvant eingesetzt.
Die Behandlung ist immer äußerlich-lokal.

6.8.3 Arzneidrogen-Profile

Hirtentäschelkraut

Bursae pastoris herba, *Capsella bursa-pastoris* (L.) Medik

AG: **Innerl.:** Bei Blutungsunregelmäßigkeiten wie Menorrhagie und Metrorrhagie

Äußerl.: Bei Nasenbluten, oberflächlichen, blutenden Hautververletzungen

W: Vor allem das Flavonoidgemisch soll hämostyptisch wirken.

KI: Schwangerschaft

UW: Keine bekannt

WW: Keine bekannt

D/A: **Innerl.:** TD 10–15,0 g Droge

Tee: 2–3 TL/150 ml, 15 min ziehen lassen, 2–4 × tgl. zwischen den Mahlzeiten

Äußerl.: 2–3 TL/150 ml

AM: Styptysat® N Bürger Lösung, 100 ml enth. 30 g TE (Wasser, 4,1:1), unverdünnt zur Tamponade, 1,5–2,5 ml/150 ml, als feuchtkalter Umschlag auf blutende Wunden

B: +

Johanniskrautöl

Hyperici oleum, *Hypericum perforatum* L.

AG: **Äußerl.:** Ölige Zubereitung (Rotöl) zur Behandlung und Nachbehandlung von scharfen und stumpfen Verletzungen und Verbrennungen I. Grades, Myalgien

Innerl.: Ölige Zubereitung (Rotöl) bei dyspeptischen Beschwerden

W: Bei äußerl. Anw. antiphlogistisch und bakterizid

KI: Bekannte Überempfindlichkeit gegenüber „Rotöl"

UW: Photosensibilisierende Wirkung

WW: Keine bekannt

H: Extrakt aus der ganzen blühenden Pflanze mit fettem Öl (z. B. Weizenkeimöl)

D/A: **Äußerl.:** Auftragung des unverdünnten Öles auch als Zubereitung mit anderen fetten Ölen in unterschiedlicher Konzentration

AM: Kneipp® Johanniskraut-Blütenöl, 10 ml enth. 9,187 g gereinigter Auszug (1. Glycerol, 2. natives Olivenöl, 1:6,3–7,0); mehrmals tgl. einreiben

Kombinationspräparat:

Befelka®-Öl, 100 g enth. 10 g Oleum Hyperici, 5 g Oleum Calendulae, 3 g Oleum Cham. inf., 3 g Oleum Olivarum, 3 g

Oleum Violae tricoloris, 76 g Paraffinum subl.), möglichst oft auf die erkrankten Hautpartien auftragen, damit diese stets mit Öl bedeckt sind.

B: +

Ringelblumenblüten, Calendulablüten

Calendulae flos, *Calendula officinalis* L.

AG: **Innerl.:** Bei Magenleiden, wie Magen- und Darm-Ulzera, Gastritis und Spasmen des Gastro-Intestinal-Traktes

    Lokal: Bei entzündlichen Veränderungen der Mund- und Rachenschleimhaut

    Äußerl: Entzündungen der Haut, Wunden, auch mit schlechter Heilungstendenz, Ulcus cruris

W: Entzündungshemmend, granulationsfördernd und allgemein wundheilend bei topischer Anwendung

KI: Bekannte Überempfindlichkeit gegenüber Korbblütlern

UW: Sensibilisierung möglich

WW: Keine bekannt

H: Vorsicht bei der Applikation selbsthergestellter Salbe mit Schweineschmalz- und Hammeltalggrundlagen (Haltbarkeit!); Kontakt von Salbe/Creme mit Augen oder Schleimhäuten vermeiden

D/A: **Lokal:** 6 TL/150 ml, 10 min, mehrmals tgl. spülen oder gurgeln bzw. für Umschläge;

    in Salben 2–5,0 g Droge/100,0 g Salbengrundlage

AM: Calendumed® Salbe/Creme/Gel, 10 g enth. 1 g Urtinktur, 3 × tgl. auf die betroffenen Hautareale dünn auftragen, leicht einmassieren

Calendula-Essenz® 20%, äußerl., 10 g enth. 4 g Urtinktur, Wundverbände und Spülungen: 1–2 TL/250 ml Wasser, für Mundspülungen ½ TL/100 ml warmes Wasser

B: + bis ++

Hamamelisblätter/-rinde, Zaubernussblätter/-rinde

Siehe Kap. 3.9 Hämorrhoiden, S. 90 f.

Kamillenblüten

Siehe Kap. 3.2 Gastritis, S. 50 f. sowie Kap. 5.1 Vulvitis, Kolpitis, S. 115 f.

Echinacea-purpurea-Kraut, Purpurfarbenes Sonnenhutkraut

Siehe auch Kap. 10.2 Abwehrschwäche, Immunmodulatoren, S. 198 ff.

D/A: Halbfeste Zubereitungen mit mind. 15% Presssaft

AM: Echinacin® Salbe Madaus, 100 g enth. 16 g Presssaft aus frischem, blühenden Purpursonnenhutkraut, 1,7–2,5:1, Erw. 2–3 × tgl. 1–2 cm langer Salbenstrang; Kdr. 6–12 J. 2–3 × tgl. 0,5–1,5 cm langer Salbenstrang; Kdr. 2–5 J. 2–3 × tgl. 0,5–1 cm langer Salbenstrang; dünn und gleichmäßig auftragen

6.9 Hämorrhoiden

Siehe Kap. 3.9 Hämorrhoiden, S. 89 ff.

7

Neurologische Erkrankungen

7.1 Spannungskopfschmerz

Konstanter beidseitiger Kopfschmerz unterschiedlicher Lokalisation mit typischerweise abendlicher Schmerzzunahme. Manchmal bestehen Licht- oder Geräuschüberempfindlichkeit, neurologische Ausfälle fehlen. Dauer 30 min bis mehrere Tage. Bei letztlich ungeklärter Ursache bestehen Zusammenhänge mit psychosozialem Stress, Depressionen, muskulärer Überlastung und Schlafmangel.

7.1.1 Allgemeine Therapie

Stressabbau. Auf regelmäßigen und ausreichenden Schlaf achten. Ausgewogenes körperliches Training, ggf. Krankengymnastik zur Haltungsschulung und Muskeldetonisation. Entspannungsverfahren. Kneippanwendungen wie Arm- oder Rückengüsse. Akupunktur. Konsum von Alkohol und Nikotin vermeiden

7.1.2 Phytotherapie

Zur äußerlichen alleinigen medikamentösen Therapie steht ätherisches Pfefferminzöl zur Verfügung. Bei innerer Anwendung sollten Phytotherapeutika wegen ihrer vergleichsweise geringen Wirksamkeit nur adjuvant zum Einsatz kommen.

7.1.3 Arzneidrogen-Profile

Pfefferminzöl

Siehe Kap. 2.1 viraler Infekt der oberen Luftwege, S. 24 ff.
Menthae piperitae aetheroleum, *Mentha × piperita* L.

AG: Kopfschmerzen vom Spannungstyp

H: Bei Sgl. und Klkdr. wegen der Gefahr der Atemdepression nicht im Bereich des Gesichtes anwenden (Glottiskrampf). Wirkstärke bei oben angeführter Indikation nach einer plazebokontrollierten Doppelblindstudie mit der von Paracetamol vergleichbar.

D/A: Mindestens 10%ige ethanolische Lösung mehrmals tgl. auf Stirn und Schläfen einreiben

AM: China-Oel (reines Öl), einige Tr. vorsichtig auf Stirn und Schläfen einreiben

Euminz® Lösung, 1 ml enth. 81 mg Pfefferminzöl in Ethanol 96%, bei leichten bis mittelschweren Kopfschmerzen mit Hilfe des Applikators auf Stirn und Schläfen auftragen

Inspirol® Heilpflanzenöl, 1 ml enth. 0,900–0,912 g Pfefferminzöl, einige Tr. vorsichtig auf Stirn und Schläfen einreiben

B: +++ Spannungskopfschmerz

7.2 Migräne

Vorwiegend bei Frauen anfallsweise auftretender Halbseitenkopfschmerz, oft verbunden mit Übelkeit, Erbrechen, Lichtscheu und Geräuschempfindlichkeit sowie vegetativen Störungen wie Schwitzen, Durchfall und Tachykardien. Selten weitergehende neurologische Erscheinungen. Gelegentlich Anfallsbeginn mit visuellen Erscheinungen. Ursachen weitgehend unbekannt. Als Anfallsauslöser gelten unter anderem verschiedene Lebensmittel (Schokolade, Käse), Genussgifte wie Alkohol und Nikotin, Medikamente wie Antikonzeptiva, körperliche und psychische Belastungen sowie klimatische Einflüsse.

7.2.1 Allgemeine Therapie

Individuell bekannte Auslöser soweit wie möglich vermeiden. Regelmäßige Anwendung von Entspannungsverfahren, ggf. Psychotherapie. Tagesablauf regulieren, auf ausreichenden Schlaf achten. Versuch mit Akupunktur, Hydrotherapie nach Kneipp und manueller Lymphdrainage. Im Anfall weitmöglichste Reizabschirmung

7.2.2 Phytotherapie

Zur Therapie des Anfalles stehen keine ausreichend wirksamen Phytotherapeutika zur Verfügung. Zur Anfallsprophylaxe können Pestwurzwurzelstockpräparate mit Erfolg eingesetzt werden.

7.2.3 Arzneidrogen-Profile

Pestwurzwurzelstock

Petasitidis rhizoma, *Petasites hybridus* L., Gaertn., Mey. et Scherb.

- AG: Migräne

    Adjuvant bei akuten krampfartigen Schmerzen im Magen-Darm-Bereich und der ableitenden Harnwege, insbesondere bei Steinleiden

- W: Keine bekannt
- KI: Schwangerschaft und Stillzeit
- UW: Leberschädigend, kanzerogene Wirkungen mit genotoxischem Mechanismus möglich
- WW: Keine bekannt
- H: Gemäß der Empfehlung der Kommission E sollte die Anwendungsdauer wegen des Gehaltes an leberschädigenden und kanzerogenen Pyrrolizidinalkaloiden nicht mehr als

4–6 Wochen pro Jahr betragen. Zum Zeitpunkt der Erstellung der Monographie durch die Kommission standen noch keine pyrrolizidinfreien Extrakte zur Verfügung. Diese Stoffe sind durch spezielle Pflanzenzüchtungen und Extraktionsverfahren in Fertigarzneimitteln mittlerweile gar nicht mehr oder nur noch bis max. 0,001 % enthalten. Somit dürfte die zeitliche Beschränkung nicht mehr notwendig sein.

D/A: TD 4,5–7,0 g Droge, Zubereitungen entsprechend

AM: Petadolex®-Kapseln, 1 Kaps. enth. 25 mg Pestwurzrhizomextrakt (CO_2, 28–44:1), zur Daueranwendung bei Migräne 2 × tgl. 2 Kaps. einnehmen, bei Bedarf bis zu 3 × tgl. 1–3 Kaps. mit Flüssigkeit einnehmen

B: ++ Migräne

+ Krampfartige Schmerzen im Magen-Darm-Bereich und der ableitenden Harnwege

7.3 Neuralgien

Intermittierend oder attackenweise auftretender heller reißender Schmerz im Versorgungsgebiet eines sensiblen Nerven. Neuralgien treten unter anderem auf bei Diabetes mellitus mit peripherer Polyneuropathie, im Zustand nach abgelaufener Gürtelrose, in Form einer Trigeminusneuralgie oder aus unbekannter Ursache.

7.3.1 Allgemeine Therapie

Wegen des häufig chronischen Verlaufes mit schweren Schmerzzuständen ggf. psychotherapeutische Unterstützung in Form einer Verhaltenstherapie oder Schmerzbehandlung sinnvoll. Entspannungstherapie. Zusätzlich Hydrotherapie nach Kneipp. Akupunktur oder TENS-Therapie

7.3.2 Phytotherapie

Bei dieser Indikation kommen Phytotherapeutika nur äußerlich zur alleinigen oder adjuvanten Anwendung. Dabei bedient man sich entweder des Kühlungseffektes mit lokal anästhesierender Wirkung der ätherischen Öle oder der Schmerzlinderung durch die sog. Counterirritation nach Applikation hautreizender Stoffe.

7.3.3 Arzneidrogen-Profile

Fichtennadelöl

Piceae aetheroleum, *Picea abies* (L.) Karsten

AG: **Äußerl.:** Neuralgiforme Schmerzen, rheumatische Schmerzen und Verspannungszustände. Katarrhalische Infekte der Atemwege

Innerl.: Katarrhalische Infekte der Atemwege

W: Ätherischöl-Droge. Über kältesensitive A-δ-Fasern vermittelter zentral schmerzstillender Effekt

KI: Asthma bronchiale, Keuchhusten. Keine äußerliche Anwendung bei großflächigen Hautschäden

UW: Reizerscheinungen an Haut und Schleimhäuten. Verstärkung von Bronchospasmen möglich

WW: Keine bekannt

H: Insbesondere bei Neuralgien wegen günstigem Nutzen/Risiko-Verhältnis gute Alternative oder Ergänzung zu chemisch determinierten Analgetika

D/A: **Inhalation:** Einige Tr. in heißes Wasser geben

	Äußerl.: Einige Tr. mehrfach tgl. in die betroffenen Hautpartien einreiben
AM:	Fertigarzneimittel sind nicht erhältlich. Die angegebenen Dosierungen gelten für das reine ätherische Öl. Bäder mit Fichtennadelölzusatz im Handel
B:	+

Minzöl

Menthae arvensis aetheroleum, *Mentha arvensis* L.

AG:	**Äußerl.:** Myalgien und neuralgiforme Beschwerden
	Innerl.: Funktionelle Magen-Darm-Beschwerden mit Meteorismus. Katarrhe der Atemwege
W:	Ätherischöl-Droge. Über kältesensitive A-δ-Fasern vermittelter zentral schmerzstillender Effekt
KI:	**Innerl.:** Gallensteinleiden, Gallenblasenentzündungen, Verschluß der Gallenwege, schwere Lebererkrankungen
	Äußerl.: Kontakt mit Schleimhäuten, verletzter Haut und Augen vermeiden
	Bei Säuglingen und Kleinkindern nicht im Bereich des Gesichtes anwenden
UW:	Magenbeschwerden, Hautreizungen
WW:	Keine bekannt
H:	Insbesondere bei Neuralgien wegen günstigem Nutzen/Risiko-Verhältnis gute Alternative oder Ergänzung zu chemisch determinierten Analgetika
	Verwendung auch bei Juckreiz

D/A: **Äußerl.:** Mehrmals tgl. einige Tr. auf der betroffenen Hautpartie verreiben

Innerl.: TD 3–6 Tr.

Zur Inhalation: Mehrmals tgl. 3–4 Tr. in heißes Wasser geben

AM: JHP Rödler® Tropfen, 1 g Öl enth. 950 mg Minzöl, die betroffenen Stellen mehrmals tgl. mit wenigen Tr. einreiben, bei Neuralgien im Kopfbereich mehrmals tgl. 2 Tr. auf Stirn, Schläfen oder Nacken auftragen

Minx® (reines Minzöl), einige Tropfen auf die betroffenen Hautpartien auftragen

B: +

Cayennepfefferfrüchte

Siehe Kap. 9.1 Degenerative Gelenk- und WS-Erkrankungen, S. 178 f.

Pfefferminzöl

Siehe Kap. 2.1 Virale Infekte der oberen Luftwege, S. 24 ff.

7.4 Reisekrankheit

Entsteht durch starke Reizung des Vestibularapparates und dazu widersprüchlichen visuellen Informationen. Über die folgende Reizung vegetativer Stammhirnzentren kommt es zur typischen Symptomatik mit Übelkeit, Erbrechen, Schwindel, Schweißausbruch, Hypotonie und Blässe.

7.4.1 Allgemeine Therapie

Für frische Luft sorgen. Möglichst weit entfernte Objekte fixieren, nicht lesen, schreiben o.Ä. Vor und während der Reise nur kleine, fettarme Mahlzeiten konsumieren

7.4.2 Phytotherapie

Die Therapie bzw. Prophylaxe der Reisekrankheit mit Zubereitungen aus Ingwerwurzelstock hat sich in Studien gegenüber der mit Diphenhydramin als gleichwertig erwiesen.

7.4.3 Arzneidrogen-Profil

Ingwerwurzelstock

Zingiberis rhizoma, *Zingiber officinale* Roscoe

AG: Verhütung der Symptome der Reisekrankheit. Dyspeptische Beschwerden

W: Antiemetisch über zentrale serotoninantagonistische Wirkungen. Reflektorische Steigerung der Speichel- und Magensaftproduktion. Steigerung von Tonus und Peristaltik des Darmes

KI: Schwangerschaft wegen fehlender Erfahrungen

UW: Keine bekannt

WW: Keine bekannt

H: Mit Diphenhydramin vergleichbare Wirkstärke in Studien belegt

Verdauungsbeschwerden und Appetitlosigkeit sollten mit geschmacklich erfassbaren Zubereitungen wie Tees oder Tinkturen therapiert werden

D/A: TD 2–4,0 g Droge, Zubereitungen entsprechend

Tee: gemäß St.-Zul. 1 TL Droge mit kochendem Wasser übergießen, 10 min, mehrere Tassen vor Reiseantritt trinken

Dyspesie: 0,5–1 g (1/3 TL)/150 ml, 5 min, 2–4 × tgl. 1 Tasse

Tinktur (1:5): gemäß St.-Zul. ½ Std. vor Reiseantritt 20 Tr. in Wasser einnehmen

Dyspesie: 3 × tgl. 20 Tr. in Wasser 30 min vor den Mahlzeiten

AM: Zintona® Kapseln, 1 Kaps. enth. 250 mg Ingwerwurzelstockpulver, Erw. und Kdr. > 6 J. 2 Kaps. 30 min vor Reiseantritt, dann 2 Kaps. alle 4 h

B: +++ Reisekrankheit

+ Verdauungsbeschwerden, Appetitlosigkeit

7.5 Schwindel

Siehe Kapitel 1.5, S. 10 ff.

7.6 Tinnitus

Störende ein- oder beidseitige Ohrgeräusche, meist als Pfeifen oder Rauschen. Mögliche Ursachen sind Mikrozirkulationsstörungen im Innenohrbereich, psychische Anspannungen (Stress) oder Bewegungsstörungen im HWS-Bereich.

7.6.1 Allgemeine Therapie

Entspannungsverfahren, Psychotherapie, ggf. manualtherapeutische Intervention

7.6.2 Phytotherapie

Positive Erfahrungen liegen für die Anwendung von Ginkgo-Präparaten vor. Wichtig ist ein möglichst frühzeitiger Therapiebeginn.

7.6.3 Arzneidrogen-Profil

Ginkgoblätter

Ginkgo biloba folium, *Ginkgo biloba* L.

- AG: Tinnitus, Schwindel

    Verbesserung der schmerzfreien Gehstrecke bei pAVK im Stadium II

    Symptomatische Therapie hirnorganisch bedingter Leistungsminderung

- W: Thrombozytenaggregationshemmung. Steigerung der Hypoxietoleranz des Gewebes. Senkung der Kapillarpermeabilität. Allgemein antioxidativ

- KI: Allergie gegen Ginkgo-Präparate

- UW: Gastrointestinale Beschwerden; Kopfschmerzen; allergische Hautreaktionen

- WW: Keine bekannt

- H: Anwendungsdauer bei pAVK und Hirnleistungsminderung mind. 8 Wochen, bei Tinnitus oder Schwindel ist bei darüber hinausgehender Behandlungsdauer keine spezifische Wirkung mehr zu erwarten

D/A: 120–240 mg Trockenextrakt pro Tag

AM: Kaveri® 120 mg, 1 Filmtabl. enth. 120 mg TE (Aceton 60%, 35–67:1), 2 × tgl. 1 Filmtabl.

Kaveri® 40, 1 ml ≙ 20 Tr. enth. 40 mg TE (Aceton 60%, 35–67:1), 3 × tgl. 20–40 Tr.

Rökan® novo, 1 Filmtabl. enth. 120 mg TE (Aceton 60%, 35–67:1), 2 × tgl. 1 Filmtabl.

Rökan® Tropfen 40 mg, 1 ml ≙ 20 Tr. enth. 40 mg TE (Aceton 60%, 35–67:1), 3 × tgl. 20–40 Tr.

Tebonin® intens, 1 Filmtabl. enth. 120 mg TE (Aceton 60%, 35–67:1), 2 × tgl. 1 Filmtabl.

Tebonin® forte, 1 ml ≙ 20 Tr. enth. 40 mg TE (Aceton 60%, 35–67:1), 3 × tgl. 20–40 Tr.

Generika mit entsprechenden Trockenextrakten im Handel

B: +++ Schwindel, Tinnitus

+++ pAVK

+++ Hirnleistungsminderung

8

Psychische und psychosomatische Erkrankungen

8.1 Schlafstörungen

Zu unterscheiden sind Änderungen der Schlafdauer wie Hyper- oder Hyposomnien, des Schlafprofiles wie z.B. Fehlen der REM-Schlafphasen und qualitative Änderungen wie Schlafwandeln. Die Genese kann funktionell, organisch, psychose- oder altersbedingt sein. Die funktionellen Störungen haben entweder exogene Ursachen, beispielsweise Schichtarbeit, lautes Schlafumfeld, Helligkeit oder sind psychoreaktiv bedingt durch psychische Belastungen wie Trauer, Depressionen oder Angst. Organische Schlafstörungen sind durch Erkrankungen wie Schmerzen, ZNS-Affektionen, Blutdruckschwankungen, Hyperthyreosen oder Hypoglykämien, durch Pharmaka wie Psychostimulantien, Sympathomimetika, Theophyllin, Antihypertensiva oder Nootropika, durch Genussmittel wie Nikotin, Kaffee und Tee oder durch Drogen ausgelöst. Schlafstörungen im Alter sind häufig multifaktorieller Genese, wobei insbesondere psychoreaktive und organische Komponenten eine Rolle spielen. Physiologischerweise kommt es im Alter zu einer Änderung der Schlafstruktur mit kürzerer Schlafdauer, Zunahme flacherer Schlafstadien und häufigem Erwachen. Psychosebedingte Schlafstörungen finden sich bei endogener Depression, Manien und Schizophrenien.

8.1.1 Allgemeine Therapie

Aufklärung über die jeweiligen Zusammenhänge. Das Ausmaß der Störung wird vom Patienten meist stark überschätzt!

Schlafhygiene: Regelmäßige Zeiten einhalten, kein Tagesschlaf, täglich körperliche Aktivität, Meiden von Alkohol, Nikotin und anderen psychotropen Substanzen, geeignete Schlafumgebung. Rechtzeitiges abendliches „Abschalten", z.B. kein spätes Fernsehen. Bett nur zum Schlafen benutzen und nicht zum Grübeln, Fernsehen o. Ä. Bei Schlaflosigkeit auch mitten in der Nacht aufstehen und z. B. Hausarbeiten verrichten.

Entspannungsverfahren wie autogenes Training oder progressive Muskelentspannung nach Jacobson

8.1.2 Phytotherapie

Unter Berücksichtigung des Nutzen/Risiko-Verhältnisses erscheint der Einsatz von Phytotherapeutika bei Schlafstörungen als sehr sinnvoll. Dabei ist die Wirksamkeit der Baldrianwurzel am besten belegt. In klinischen Studien konnte unter Therapie mit Baldrian eine Normalisierung des Schlafprofiles mit Zunahme der REM-Schlafphasen beobachtet werden. Achtung: Fertigpräparate, insbesondere Tropfen, sind häufig unterdosiert. Empfohlen wird eine Dosis von mind. 600 mg Trockenextrakt pro Tag.

Bei der Anwendung von Schlaftees ist zu beachten, dass es besonders bei älteren Patienten durch die vermehrte Flüssigkeitsbelastung zu Durchschlafstörungen wegen Harndrang kommen kann.

8.1.3 Arzneidrogen-Profile

Baldrianwurzel

Valerianae radix, *Valeriana officinalis* L.

AG:	**Innerl.:** Schlafstörungen, nervöse Unruhezustände
	Äußerl.: Zur Muskelentspannung, als mildes Sedativum in Bädern
W:	Im Tierexperiment zentral dämpfend und muskelrelaxierend. Benzodiazepinähnlicher Einfluss auf das GABA-System. In klinischen Studien normalisiert sich das Schlafprofil, die Schlaflatenz verkürzt sich, die Tagesbefindlichkeit und die Schlafqualität verbessern sich.

KI:	Schwangerschaft und Stillzeit sowie bei Kindern < 3 J. (fehlende Erfahrungen)
UW:	Beeinträchtigung des Reaktionsvermögens möglich. Selten gastrointestinale Beschwerden. Bei längerer Anwendung gelegentlich Kopfschmerzen, Unruhezustände, Schlaflosigkeit
WW:	Keine bekannt
H:	Volle Wirkung oft erst nach mehrwöchiger Therapie! Gute Alternative zu synthetischen Sedativa. Zur Anwendung sollten nur Zubereitungen aus *Valeriana officinalis* kommen, da andere Arten, z.B. *V. edulis* – mexikanischer Baldrian, einen hohen Gehalt (bis 8%) an potentiell mutagenen Valepotriaten haben können.
D/A:	TD 15,0 g Droge
	Extrakt: 600 mg Trockenextrakt (Ethanol 70%)/Tag
	Tee: 1 TL (ca. 4 g) mit ca. 150 ml kochendem Wasser übergießen, 10–15 min und vor dem Schlafengehen 1 Tasse trinken
	Tinktur: 15–20 Tr. vor dem Schlafengehen
AM:	Baldriparan® stark für die Nacht, 1 Drg. enth. 441,35 mg Baldrianwurzel-TE (Ethanol 70%, 6,0–7,4:1), Erw. und Kdr. > 12 J. 1 Drg. 1 h vor dem Schlafengehen
	Valdispert® 125 mg Dragees, 1 Drg. enth. 125 mg Baldrianwurzel-TE (Ethanol 70%, 3–6:1), Erw. und Kdr. > 12 J. 3–4 Drg. 30 min vor dem Schlafengehen
	Euvegal® Balance 500 Filmtabl., 1 Filmtabl. enth. 500 mg Baldrianwurzel-TE (Ethanol 62%, 3–6:1), Erw. 1–2 Filmtabl. vor dem Schlafengehen

Kombinationspräparat:

Baldrian-Dispert® Nacht zum Einschlafen, 1 Tabl. enth. 200 mg Baldrianwurzel-TE (Ethanol 70%, 4–7:1), 68 mg Hopfenzapfen-TE (Ethanol 40%, 4–8:1), Erw. und Kdr. > 12 J. 1 Tabl. 30–60 min vor dem Einschlafen

B: +++ Schlafstörungen, nervöse Unruhezustände

Hopfenzapfen

Lupuli strobulus, *Humulus lupulus* L.

AG: Schlafstörungen, Unruhe- und Angstzustände, Nervosität

W: Sedativ, fördert die Schlafbereitschaft. 2-Methyl-3-buten-2-ol erzeugt im Tierversuch einen anhaltenden tiefen Narkoseschlaf. Hopfenbittersäuren wirken antibakteriell/antimykotisch und magensaftstimulierend

KI: Keine bekannt

UW: Bei bestimmungsgemäßem Gebrauch keine bekannt

WW: Keine bekannt

H: Schwächer wirksam als Baldrian

Gut geeignet in Kombination mit anderen schlaffördernden Drogen

D/A: ED 0,5 g Droge; als Schlafmittel ED 1–2,0 g Droge

Tee: 1–2 g Droge (2–4 TL) mit kochendem Wasser übergießen, 15 min, und etwa 30 min vor dem Schlafengehen oder mehrmals täglich trinken.

Teerezepturen siehe Ende des Kapitels

AM: Keine Monopräparate im Handel

Kombinationspräparate:

Baldrian-Dispert® Nacht zum Einschlafen (s. S. 161)

Ivel® Schlafdragees Filmtabl., 1 Filmtabl. enth. 250 mg Baldrianwurzel-TE (Methanol 45%, 4-6:1), 60 mg Hopfenzapfen-TE (Methanol 45%, 5-7:1), 1-2 Filmtabl., 1 h vor dem Schlafengehen einnehmen

Kytta-Sedativum® f, 1 Drg. enth. 100 mg Baldrianwurzel-TE (Methanol 45%, 5,3-6,6:1), 100 mg Hopfenzapfen-TE (Methanol 45%, 7,7-9,5:1), 90 mg Passionsblumenkraut-TE (Methanol 52%, 5,0-7,1:1), bei Einschlafstörung abends 2 Drg.

B: +

Lavendelblüten

Lavandulae flos, *Lavandula angustifolia* Miller

AG: **Innerl.:** Einschlafstörungen, Unruhezustände. Funktionelle Oberbauchbeschwerden.

Äußerl.: Funktionelle (hypotone) Kreislaufstörungen

W: Aromatikum. Sedativ und karminativ.
Äußerlich hyperämisierend

KI: Keine bekannt

UW: Keine bekannt

WW: Keine bekannt

H: Schwächer wirksam als Baldrian

Gut geeignet in Kombination mit anderen schlaffördernden Drogen

Äußerliche Wirkung eher gering. Bäder können als sinnvolle Ergänzung anderer Therapieansätze genutzt werden

D/A: **Innerl.:** TD 3–4,5 g Droge

Tee: 1–1,5 g (1–2 TL)/150 ml, 3 Tassen tgl., insbesondere vor dem Schlafengehen

Öl: 1–4 Tr. auf Würfelzucker vor dem Schlafengehen einnehmen

Äußerl.: Als Vollbad: 100,0 g Droge mit 2 l Wasser überbrühen, 5 min ziehen lassen, den Aufguss abseihen und einem Vollbad zugeben

AM: FAM, die Lavendelblütenmonoextrakte enthalten, sind nicht im Handel.

B: +

Melissenblätter

Melissae folium, *Melissa officinalis* L.

AG: Schlafstörungen

W: Im Tierexperiment beruhigend, außerdem choleretisch und karminativ

In vitro auch antiviral und antioxidativ

KI: Keine bekannt

UW: Keine bekannt

WW: Keine bekannt

H: Schwächer wirksam als Baldrian

Gut geeignet in Kombination mit anderen Drogen mit sedierender Wirkung

D/A: **Innerl.:** TD bis zu 15,0 g Droge auf Einzeldosen verteilt

Tee: 1,5–4,5 g Droge (3–7 TL) mit 150 ml kochendem Wasser überbrühen, 10–15 min, mehrmals tgl. 1 Tasse trinken

Teerezepturen s. Ende des Kapitels

Äußerl.: Bad: 10,0 g Droge mit 2 l heißem Wasser übergießen, 5 min ziehen lassen, abseihen, auf ein Vollbad geben

AM: Sedinfant® Lösung, 1 ml Lsg. enth. 500 mg Melissenblätterdickextrakt (2,3–3:1)

Kombinationspräparate:

Baldriparan® N Stark zur Beruhigung Dragees, 1 Drg. enth. 95 mg Baldrianwurzel-TE (Ethanol 70%, 6,0–7,4:1), 15 mg Hopfenzapfen-TE (Methanol 45%, 7,7–9,5:1), 85 mg Melissenblätter-TE (Wasser, 5,0–6,2:1), Erw. und Jgl. 2 Drg. 30 min vor dem Schlafengehen

Sedariston® Tropfen plus, 1 ml ≙ 27 Tr. enth. ethanolische (54,7%) Extrakte aus Johanniskraut 1:11 (0,2 ml), Baldrianwurzel 1:11 (0,2 ml), Melissenblätter 1:6 (0,2 ml), Erw. und Jgl. 3 × tgl. 20 Tr. in Flüssigkeit einnehmen, Kdr. 2–5 J. 3 × tgl. 4–7 Tr., < 12 J. 3 × tgl. 7–10 Tr.

B: ++

Passionsblumenkraut

Passiflorae herba, *Passiflora incarnata* L.

AG: Schlafstörungen

W: Ein sedativer oder spasmolytischer Effekt bei Menschen konnte bisher nicht zweifelsfrei festgestellt werden. Im Tierexperiment blutdrucksenkend und atemanaleptisch

KI: Keine bekannt

UW:	Keine bekannt
WW:	Keine bekannt
H:	Droge ist wissenschaftlich kaum untersucht. Kombination mit anderen sedierenden Drogen empfohlen
D/A:	TD 4–8,0 g Droge
	Tee: 2 g Droge (1 TL) mit 150 ml kochendem Wasser überbrühen, 10–15 min, mehrmals tgl. und 30 min vor dem Schlafengehen 1 Tasse trinken
	Teerezepturen s. Ende des Kapitels
AM:	Aar® Schlafhilfe N Dragees, 1 Drg. enth. 150 mg Passionsblumen-TE (Wasser, 5–7:1)
	Kombinationspräparat (s. a. Tab. 5):
	Moradorm® S, 1 Filmtabl. enth. 300 mg Baldrianwurzel-TE 4:1, 140 mg Passionsblumen-TE 7:1, 100 mg Hopfenzapfen-TE 5:1, 1–2 Filmtabl. 2 h vor dem Schlafengehen; auch eine Intervallbehandlung wird empfohlen
B:	+
	++ als Kombinationspräparat mit anderen Sedativa

Schlafstörungen

Tab. 5: Pflanzliche Mono- und Kombinationspräparate bei Schlafstörungen (Auswahl, Mengenangaben in mg Trockenextrakt/Tabl., Drg., ml)

Handelspräparat	Baldrian-wurzel	Hopfen-zapfen	Melissen-blätter	Passions-blumenkraut
Aar® Schlafhilfe Drg.			150	
Avedorm® duo Drg.	200	48		
Baldrian-Dispert® Nacht	200	68		
Baldriparan® Drg. Stark für die Nacht	441,35			
Baldriparan® N Stark zur Beruhigung Drg.	95	15	85	
Boxocalm® Drg.	250	60		
Dormoverlan® Kaps.	138	35		160
Euvegal® Balance Filmtabl.	500			
Euvegal® Drg.	160		80	
Ivel® Filmtabl.	250	60		
Kytta-Sedativum® f Drg.	100	100		90
Moradorm® S Filmtabl.	300	100		140
SE Baldrian/Melisse Drg.	160		80	
Sedinfant® Lösung			500	
Selon® Drg.	225	30		
Valdispert® Drg.	125			
Valverde® Baldrian Hopfen Filmtabl.	200	45,5		

8.1.4 Teemischungen

Beruhigungstee I (Standardzulassung)
Rp.
Valerianae radix	40,0
Lupuli strobulus	20,0
Melissae fol.	15,0
Menthae pip. fol.	15,0
Aurantii pericarpium	10,0

M.f. species
D.S.: 1 TL/150 ml, 10 min ziehen lassen, abseihen,
2–3 Tassen tgl. und 1 Tasse vor dem Schlafengehen trinken.

Beruhigungstee II (Standardzulassung)
Rp.
Valerianae radix	40,0
Lupuli strobulus	30,0
Melissae fol.	30,0

M.f.species
D.S.: 1 TL/150 ml, 10 min ziehen lassen, abseihen,
2–3 Tassen tgl. und 1 Tasse vor dem Schlafengehen trinken.

Species nervinae (DAB 7)
Rp.
Valerianae radix	50,0
Melissae fol.	25,0
Menthae pip. fol.	25,0

M.f.species
D.S.: 1 EL/150 ml, 10 min ziehen lassen, abseihen,
2–3 Tassen tgl. und 1 Tasse vor dem Schlafengehen trinken.

8.2 Depressionen

Die Genese kann organisch, endogen oder psychogen sein. Häufige Symptome sind: Niedergeschlagenheit, Antriebsmangel, psychomotorische Hemmung, Interessenlosigkeit, Konzentrationsstörungen, Reizbarkeit, sozialer Rückzug, beeinträchtigtes Selbstvertrauen, Schlafstörungen, ständige Müdigkeit, Appetitlosigkeit, Gewichtsverlust, Libidoverlust, diffuse Schmerzen. Typisch für die endogene Depression ist das „Morgentief". Je nach Anzahl der vorhandenen Symptome kann eine Einstufung der Depression als leicht, mittel oder schwer vorgenommen werden:

- leicht: Vorhandensein von mind. 2 der o.g. Symptome, die meisten Alltagsaktivitäten können fortgesetzt werden
- mittel: Vorhandensein von mind. 4 der o.g. Symptome, Alltagsaktivitäten können nur unter großen Schwierigkeiten fortgesetzt werden
- schwer: Vorhandensein mehrerer der o.g. Symptome in schwerer Form, häufige Suizidgedanken und -handlungen, meist Vorliegen einiger somatischer Symptome

8.2.1 Allgemeine Therapie

Gegenüber dem Patienten gesprächsbereit sein, möglichst den „Kontakt" zum Patienten halten (Krisenintervention). Aktivierendes Therapieangebot mit Sport, Tanzen o.Ä., möglichst in Gruppen und im Freien. Eventuell aktivierende Kneipptherapie. Für geeignete Patienten Gesprächstherapie

8.2.2 Phytotherapie

Bei der Behandlung leichter bis mittlerer Depressionen werden Johanniskrautextrakte eingesetzt. In zahlreichen klinischen Studien ließ sich gegenüber trizyklischen Antidepressiva eine vergleichbare

Wirkung erzielen. Die Rate unerwünschter Arzneimittelwirkungen liegt bei Johanniskrautpräparaten gegenüber synthetischen Antidepressiva etwa um den Faktor 10 niedriger. Die Dosierung sollte zu Therapiebeginn bei etwa 900 mg Trockenextrakt/Tag liegen, nach Wirkungseintritt reicht oft auch die halbe Menge.

8.2.3 Arzneidrogen-Profil

Johanniskraut

Hyperici herba, Hypericum perforatum L.

AG: Leichte bis mittlere Depressionen

W: Wiederaufnahmehemmung von Noradrenalin, 5-Hydroxytryptamin und Dopamin. MAO-Hemmung, α_2-Blockade, Downregulation von ß-Rezeptoren

KI: Schwangerschaft und Stillzeit (fehlende Erfahrungen)

UW: Photosensibilisierung v.a. bei hellhäutigen Menschen möglich.

Selten Magen-Darm-Beschwerden.

WW: Wirkungsabschwächung einer Cumarintherapie mit Anstieg des Quick-Wertes bzw. Abfall des INR-Wertes möglich. Wegen Induktion des Cytochrom-P-450 Wirkungsabschwächung bzw. -steigerung zahlreicher weiterer Medikamente möglich (z.B. Digoxin, Amitriptylin, orale Kontrazeptiva, Theophyllin)

H: Antidepressive Wirkung erst nach dreiwöchiger Therapie. Bei der angegebenen Indikation sehr gute Alternative zu synthetischen Antidepressiva. Wirkung bei leichteren und mittleren Depressionen entspricht der von trizyklischen Antidepressiva.

D/A: 900 mg Trockenextrakt

AM: Felis® 425 Kapseln, Felis® 650 Filmtabl., 1 Kaps./1 Filmtabl. enth. 425/650 mg Johanniskraut-TE (Ethanol 60%, 3,5–6,0:1), Erw. und Kdr. > 12 J. 2 × tgl. 1 Kaps. bzw. 1 × tgl. 1 Filmtabl.

Helarium® 425 Hartkapseln, 1 Hartkaps. enth. 425 mg Johanniskraut-TE (Ethanol 60%, 3,5–6:1), Erw. und Kdr. > 12 J. 2 × tgl. 1 Hartkaps. mit ausreichend Flüssigkeit mind. 4 Wochen

Hypericum STADA® 425 mg Hartkapseln, 1 Hartkaps. enth. 425 mg Johanniskraut-TE (Ethanol 60%, 3,5–6:1), Erw. und Kdr. > 12 J. 2 × tgl. 1 Hartkaps.

Jarsin® 300 Drg., 450 mg Filmtabl., 750 mg Filmtabl., 1 Drg./1 Filmtabl. enth. 300/450/750 mg Johanniskraut-TE (Methanol 80%, 3–6:1), Erw. und Kdr. > 12 J. 3 × tgl. 1 Drg./2 × 1 Filmtabl./1 × tgl. 1 Filmtabl, jeweils mit etwas Flüssigkeit

Weitere Fertigarzneimittel sowie Generika im Handel

B: +++

8.3 Angststörungen

Es gibt verschiedene Formen von Angststörungen: Panikattacken, generalisierte Angststörungen, frei flottierende Angst und Phobien (Angst vor bestimmten Objekten oder Situationen). Symptome sind u. a. Unruhe, Schweißausbruch, Herzjagen, Luftnot, Schwindel, Zittern. Angststörungen sind weit verbreitet. Es sollte versucht werden, die Ursachen der Angst zu klären.

8.3.1 Allgemeine Therapie

Bei geeigneten Patienten ist eine psychotherapeutische Behandlung, insbesondere Verhaltenstherapie sinnvoll. Gegebenenfalls Unterstützung durch Entspannungstherapie-Verfahren, wie autogenes Training, progressive Muskelrelaxation nach Jacobson oder Meditation. Ergänzung durch Bewegungstherapie und entspannende Kneipp-Anwendungen

8.3.2 Phytotherapie

Zur Behandlung leichter bis mittlerer Angststörungen wurden bisher Phytopharmaka mit Kava-Kava-Extrakten mit Erfolg eingesetzt. Wegen mehrerer ernster Zwischenfälle unter anderem mit zum Teil tödlich verlaufenden Leberversagen wurden im Sommer 2002 sämtliche Kava-Kava-Phytotherapeutika in Deutschland im Verlauf des Stufenplanes zurückgerufen. Homoöpathische Zubereitungen sind teilweise noch im Handel. Die Zusammenhänge zwischen den beobachteten Nebenwirkungen und der Einnahme von Kava-Kava sind jedoch bisher noch nicht eindeutig geklärt. Diesbezüglich bleibt die weitere Entwicklung abzuwarten. Wegen des nach Meinung der Autoren dennoch günstigen Nutzen/Risiko-Profils erfolgt an dieser Stelle die Darstellung der Droge.

Auch Baldrian kann bei dieser Indikation erfolgversprechend eingesetzt werden.

8.3.3 Arzneidrogen-Profil

Kava-Kava-Wurzelstock

Kava-Kava rhizoma, Piperis methystici rhizoma, *Piper methysticum* G. FORST.

AG: Nervöse Angst-, Spannungs- und Unruhezustände

W: Angstlösend, den Benzodiazepinen vergleichbar

KI:	Vorbestehende Leberschädigung
	Akute Suizidalität (mögliche Antriebssteigerung)
UW:	Selten allergische Hautreaktionen, leichte Akkomodationsstörungen, leichte gastrointestinale Störungen
	Einzelfälle von Leberversagen
WW:	Verstärkung der Wirkung von zentral wirksamen Substanzen wie Alkohol, Barbiturate, Psychopharmaka
H:	Bei der angegebenen Indikation sehr gute Alternative zu Benzodiazepinen
	Wegen mehrerer z. T. tödlich verlaufener Fälle von akutem Leberversagen unter der Therapie mit Kava-Kava wurde für Kava-Kava-Extrakt enthaltende Fertigarzneimittel der Stufenplan eingeleitet. Zur Zeit kein phytotherapeutisches Fertigarzneimittel im Handel
D/A:	TD 2 × 60 mg–2 × 120 mg Kavapyrone
B:	(+++)
	(Eine endgültige Bewertung erscheint vor dem Hintergrund der beschriebenen Einzelfälle von Leberversagen zur Zeit allerdings nicht möglich).

Baldrianwurzel

Siehe Kap. 8.1 Schlafstörungen, S. 159 ff.

9

Erkrankungen und Schmerzzustände des Bewegungsapparates

9.1 Degenerative Gelenk- und Wirbelsäulenerkrankungen

Chronisch fortschreitende Zerstörung von Gelenkknorpel und -kapsel, in späteren Stadien auch der gelenknahen Knochen. Auftreten von zunächst belastungsabhängigen Schmerzen, im weiteren Verlauf auch Ruheschmerz. Zunehmender Funktionsverlust bis zur Einsteifung der betroffenen Gelenke. Prinzipiell können alle Gelenke betroffen sein, klinisch relevant sind v. a. Arthrosen in den Hüft- und Kniegelenken sowie im Bereich der Wirbelsäule. Ursachen: Genetische Disposition, Übergewicht, Fehlbelastungen (z.B. durch einseitige belastende Tätigkeiten in Sport oder Beruf, angeborene oder erworbene Gelenkfehlstellungen), vorausgegangene Gelenkentzündungen oder Gelenkbrüche. Typisch ist der sog. „Anlaufschmerz", der sich bei fortgesetzter Belastung zunächst bessert, um dann wieder stetig zuzunehmen.

9.1.1 Allgemeine Therapie

Bei Adipositas möglichst Gewichtsreduktion. Bewegungsübungen unter dosierter Belastung oder Entlastung der betroffenen Gelenke. Wärmeanwendungen (Fangopackungen, heiße Rolle), Elektrotherapie, Ultraschall. Bei so genannter „aktivierter Arthrose" mit Zeichen der akuten Entzündung Kälteanwendungen. Laktovegetabile Vollwertkost

9.1.2 Phytotherapie

Je nach Ausmaß der Beschwerden können Phytotherapeutika allein oder adjuvant mit guten Erfolgsaussichten bei gegenüber herkömmlicher Therapie mit NSAR deutlich geringerer Nebenwirkungsrate eingesetzt werden. Zur Linderung akuter Schmerzzustände sind Phytotherapeutika weniger gut geeignet, da die maximale Wirksamkeit oft erst nach dreiwöchiger Therapie erreicht wird. Je nach Beschwerdebild kommen pflanzliche Interna, Externa oder deren Kombinationen zum Einsatz. Die verwendeten Drogen wirken entweder direkt analgetisch oder lokal hyperämisierend und damit reflektorisch auf tiefer liegende Gewebestrukturen.

9.1.3 Arzneidrogen-Profile

Teufelskrallenwurzel, südafrikanische

Harpagophythi radix, *Harpagophytum procumbens* (Burch) DC.

AG: Adjuvant bei degenerativen Erkrankungen des Bewegungsapparates

Auch Appetitlosigkeit, Dyspepsie

W: Antiphlogistisch und schwach analgetisch durch Beeinflussung der Prostaglandinsynthese. Hemmung der Kollagenaseaktivität

Bitterstoffdroge (Bitterwert bis 12000)

KI: Ulcus ventriculi sive duodeni

UW: Keine bekannt

WW: Keine bekannt

H: Chronische Beschwerden sprechen besser auf die Therapie mit Teufelskrallenwurzeln an als akute. Gute Ergänzung oder Alternative zu NSAR

D/A: Degenerative Erkrankungen: 4,5 g Droge/Tag als Tee, besser FAM mit 800–2400 mg TE/Tag, entsprechend 50–100 mg Harpagosid

Appetitlosigkeit: 1,5 g Droge/Tag mit entsprechendem Bitterwert, Anwendung als Tee

Tee (Appetitlosigkeit): 1,5 g (1/3 TL)/150 ml, 8 h ziehen lassen, 3 × tgl. 1 Tasse

AM: **Feste Arzneiformen:**

Arthrotabs Filmtabl., 1 Filmtabl. enth. 410 mg TE (Ethanol 40%, 2:1), 3 × tgl. 2 Filmtabl. vor den Mahlzeiten

Jucurba® forte Filmtabl., 1 Filmtabl. enth. 480 mg TE (Ethanol 60%, 4,4–5:1), 2 × tgl. 2 Filmtabl.

Rheuma-Sern® Kaps., 1 Kaps. enth. 400 mg TE (Wasser, 1,5–2,5:1), 3 × tgl. 2 Kaps.

Rivoltan® Filmtabl., 1 Filmtabl. enth. 480 mg TE (Ethanol 60%, 4–5:1), 2 × tgl. 1 Filmtabl.

Teltonal® 480 Filmtabl., 1 Filmtabl. enth. 480 mg TE (Ethanol 60%, 4,4–5:1), 2 × tgl. 1 Filmtabl.

Teltonal® dispers Brausetabl., 1 Brausetabl. enth. 480 mg TE (Ethanol 60%, 4,4–5:1), 2 × tgl. 1 Brausetabl.

Die Dosierungen gelten jeweils für Erw. und Kdr. > 12 J., es wird empfohlen, die Arzneimitel bis zum Eintritt der Beschwerdefreiheit einzunehmen

Weitere Präparate sowie Generika mit entsprechenden Teufelskrallenwurzeltrockenextrakten im Handel

B: +++ Degenerative Erkrankungen des Bewegungsapparates

+ Appetitlosigkeit, Dyspepsie

Weidenrinde

Salicis cortex, *Salix alba* L., *Salix purpurea* L., *Salix fragilis* L.

AG: Rheumatische Beschwerden, Kopfschmerzen. Fieberhafte Erkrankungen

W:	Verschiedene Inhaltsstoffe werden in der Leber zu Salicylsäure metabolisiert
	Diese hemmt die Synthese der Prostaglandine E_1 und E_2. Dadurch Entfaltung antipyretischer, antiphlogistischer und analgetischer Wirkung
KI:	Überempfindlichkeit gegen Salicylate
UW:	Eventuell allergische Reaktion. Magenbeschwerden
WW:	Keine bekannt
H:	Thrombozytenaggregation wird nicht gehemmt
	Bisher wurden keine Magen-Darm-Blutungen unter der Therapie beobachtet. Wirkstärke entspricht der niedrigdosierter NSAR-Präparate
D/A:	TD 6–12,0 g Droge entspr. 60–120 mg Gesamtsalicin
	Tee: 2–3 g (1 TL)/150 ml, Kaltansatz, 5 min zum Sieden erhitzen, 3–5 × tgl. 1 Tasse
AM:	Assalix® Dragees, 1 Drg. enth. 393,24 mg Weidenrinden-TE ≙ mind. 60 mg Gesamtsalicin (Ethanol 70%, 8–14:1), tgl. 1–2 Drg. nach dem Essen
	Rheumakaps Kapseln, 1 Kaps. enth. 480 mg Weidenrinden-TE ≙ 60 mg Gesamtsalicin, 1 × tgl. 1 Kaps. mit reichlich Flüssigkeit einnehmen nach dem Essen
	Salix Bürger® Lösung, 1 ml Lösung enth. Weidenrindenextrakt (Wasser, 1:2,2–3,3 ≙ 30 mg Salicin), 2–4 ml ≙ 45–90 Tr. in einer Dosis oder aufgeteilt auf zwei Portionen tgl. einnehmen
B:	+++

Cayennepfefferfrüchte

Capsici fructus acer, *Capsicum frutescens* L.

AG: Schmerzhafte Muskelverspannungen im Schulter-Arm-Bereich sowie im Wirbelsäulenbereich. Diabetische Polyneuropathie, Postzoster-Neuralgie

W: Lokal hyperämisierend. Über sog. Counter-Irritant-Effect lokal analgetisch und juckreizstillend

KI: Geschädigte Haut. Überempfindlichkeit gegen Paprika-Zubereitungen

UW: Selten Überempfindlichkeitsreaktion. Bei längerer Anwendung am gleichen Ort (> 6 Wochen oder in hoher Dosierung oder als Pflaster schon nach 4 Tagen) Schädigung sensibler Nerven möglich

WW: Keine bekannt

H: Keine zusätzliche Wärmebehandlung am gleichen Ort. Schleimhaut- und insbesondere Augenkontakt vermeiden

D/A: Nur zur äußeren Anwendung. Halbfeste Zubereitungen entsprechend 0,02–0,05 % Capsaicinoide, in flüssigen Zubereitungen entsprechend 0,005–0,01 % Capsaicinoide, in Pflastern entsprechend 10–40 µg Capsaicinoide/cm^2

AM: Capsamol® -Salbe, 100 g Salbe enth. 50 mg Capsaicinoide, 2–3 × tgl. sehr dünn einreiben.

Kneipp® Rheuma Salbe, 100 g Salbe enth. 4 g Cayennepfefferextrakt mit 1,4 % Gesamt-Capsaicinoiden, bei Bedarf 2–3 × tgl. in die schmerzenden Bereiche leicht einmassieren (2–4 cm langer Salbenstrang ausreichend für einen Unterarm)

Hansaplast® ABC Wärmepflaster, 1 Pflaster enth. 395,4–551,7 mg Cayennepfefferdickextrakt (Ethanol 80 %, 4–7:1 ≙ 11 mg Capsaicinoide), max. 1 Pflaster/Tag 4–12 h, vor Anwendung eines neuen Pflasters mind. 12 h abwarten

Rheumaplast® N Pflaster, 1 Pflaster enth. ca. 4 mg Capsaicinoide, auf die unverletzte Haut über dem schmerzenden Gelenk kleben und 2 bis max. 4 Tage belassen. Bei Bedarf Therapie nach frühestens 2 Wochen wiederholen

Kombinationspräparat:

Dolenon® Liniment, 100 g enth. 50 mg Capsaicinoide sowie 500 mg Salicylsäure, 2–3 × tgl. über den schmerzenden Bereichen auftragen, leicht einmassieren

B: ++ bis +++

Heublumenblüten

Graminis flos, diverse Poaceen und andere Wiesenpflanzen

AG: Lokale Wärmetherapie bei degenerativen Erkrankungen des rheumatischen Formenkreises

W: Lokal hyperämisierend. Analgetisch über die zugeordneten spinalen Neurone

KI: Offene Hautverletzungen. Akute rheumatische Schübe, akute Entzündungen. Bekannte Allergie gegen Heublumen

UW: Selten allergische Reaktionen

WW: Keine bekannt

H: Der Inhalt eines Heublumensackes sollte aus hygienischen Gründen nur einmal verwendet werden

D/A: Heublumensack als feucht-heiße Kompresse 1–2 × tgl. äußerlich anwenden, Liegedauer 30–60 min. Heusack vorher im Wasserdampf erhitzen und auf ca. 42 °C abkühlen lassen

AM: Florapress® Heublumen-Kompressen

Kneipp® Heupack Herbatherm® N Kompressen

B: +

9.2 Entzündlich-rheumatische Gelenkerkrankungen

Heterogene Krankheitsgruppe, bei der es zu akuten oder chronischen Entzündungen in einzelnen oder mehreren Gelenken mit den typischen Zeichen Rötung, Schwellung, Überwärmung, Schmerzen und Funktionseinschränkung kommt. Ursächlich kommen u. a. bakterielle und virale Infektionen, Autoimmunvorgänge wie bei der chronischen Polyarthritis, Stoffwechselerkrankungen wie bei der Gicht oder auch eine „Aktivierung" einer bestehenden Arthrose in Betracht. Bei der chronischen Polyarthritis als wichtiger Untergruppe kommt es zu einem typischen Muster mit symmetrischem Befall vor allem der Fingergrundgelenke, schubweisem Verlauf und Morgensteifigkeit.

9.2.1 Allgemeine Therapie

Intensive Physiotherapie stellt die Basismaßnahme der nichtmedikamentösen Therapie dar. Im akuten Schub Kühlung der betroffenen Gelenke, assistierte Bewegungsübungen unter Entlastung. In nicht akuten Phasen Wärmetherapie und überwiegend aktive Bewegungstherapie. Möglichst auf Dauer laktovegetabile Vollwertkost, zwischendurch eventuell begrenzte Rohkostdiäten

9.2.2 Phytotherapie

Phytotherapeutika sollten in diesem Indikationsbereich wegen ihrer vergleichbar geringen Wirkstärke nur adjuvant eingesetzt werden. Häufig können jedoch durch Therapie mit Phytotherapeutika NSAR eingespart und die damit verbundenen Nebenwirkungen verringert werden. Oral anzuwendende Phytopharmaka erreichen erst nach mehrwöchiger Therapiedauer ihre volle Wirksamkeit.

9.2.3 Arzneidrogen-Profile, innerliche Anwendung

Brennnesselkraut/-blätter

Urticae herba/-folium, *Urtica dioica* L., *Urtica urens* L.

AG: **Innerl.:** Rheumatische Beschwerden

Miktionsbeschwerden bei Prostataadenom Stadium I–II, Durchspülungstherapie bei entzündlichen Erkrankungen der ableitenden Harnwege, vorbeugend bei Nierengrieß

Äußerl.: Adjuvant bei rheumatischen Beschwerden

W: Diuretisch (aquaretisch), v. a. über osmotische Wirkung bei hohem Mineralstoffgehalt. Antiphlogistisch durch Hemmung der Leukotrien- und Prostaglandinsynthese sowie Hemmung der Sekretion von TNF-α und Interleukin-1-β

KI: Für Durchspülungstherapie: Ödeme in Folge einer Herz- oder Nierenleistungsschwäche

UW: Keine bekannt

WW: Keine bekannt

H: Bei der Anwendung sind Frischpflanzenpresssäfte wegen ihres hohen Wirkstoffgehaltes besonders zu empfehlen. Bei mehreren Untersuchungen mit Schmerzpatienten konnten unter Therapie mit Brennnesselzubereitungen NSAR eingespart werden.

D/A.: Mittlere TD: 8–12 g Droge

Tee: 1 TL/150 ml, nach 20 min abseihen, mehrmals tgl. 1 Tasse trinken

Tinktur/Spiritus (1:10): Rp. Spiritus urticae oder Tinctura urticae 100,0 g, mehrmals tgl. 10–20 Tr. über den schmerzenden Gelenken einreiben

| AM: | Rheuma-Hek® Kapseln, 1 Kaps. enth. 268 mg Brennnesselblätter-TE (Ethanol 50%, 8–10:1), Erw. und Kdr. > 12 J. 2× tgl. 2 Kaps. |

Rheuma-Kapseln Stada® 400, 1 Kaps. enth. 400 mg Brennnesselblätter-TE (Ethanol 50%, 5–10:1), Erw. und Kdr. > 12 J. 3 × tgl. 1 Kaps.

Rheumaless® Kapseln, 1 Kaps. enth. 250 mg Brennnesselblätter-TE, Erw. und Kdr. > 12 J. 2 × tgl. 2 Kaps.

B: +++ Arthritis, Arthrose

    + HWI, Urolitiasis

Guajakholz

Guajaci lignum, Guajacum officinale L.

AG: Adjuvant bei rheumatischen Beschwerden

W: Antiphlogistisch durch Hemmung der Cyclooxygenase

KI: Keine bekannt

UW: Keine bekannt

WW: Keine bekannt

H: Bei chronischer Polyarthritis können unter Therapie mit dieser Droge oftmals NSAR eingespart werden

D/A: Mittlere TD: 4,5 g Droge, Zubereitungen entsprechend

AM: Cefadolor® Filmtabl., 1 Filmtabl. enth. 200 mg Guajakholz-TE (5:1) oder Tropfen, 1 g enth. 0,6 g Extrakt (Ethanol 70%, 1:5), Erw. 3 × tgl. 1–2 Tabl. bzw. bis zu 5 × tgl. 20–30 Tr., Kdr. jeweils die Hälfte

B: ++

Herbstzeitlosensamen/-knollen/-blüten

Colchici semen/-tuber/-flos, *Colchicum autumnale* L.

AG: Akuter Gichtanfall. Familiäres Mittelmeerfieber

W: Mitosehemmer, dadurch Unterbrechung der zum Gichtanfall führenden Reaktionskette im Gelenk

KI: Schwangerschaft. Vorsicht bei alten und geschwächten Patienten sowie bei Vorliegen von Herz-, Nieren- und gastrointestinalen Erkrankungen

UW: Bauchschmerzen, Übelkeit, Erbrechen, Durchfälle, Leukopenie. Seltener Magen- und Darmbluten. Bei längerer Anwendung Hautveränderungen, Agranulozytose, aplastische Anämie, Myopathie, Alopezie

WW: Keine bekannt

H: Das Hauptalkaloid Colchicin ist stark toxisch (Letaldosis bei Erw. ca. 20 mg) und führt bereits in therapeutischer Dosierung häufig zu unerwünschten Wirkungen (geringe therapeutische Breite). Keine Wiederholung der Behandlung eines Gichtanfalles mit Colchicin innerhalb von 3 Tagen. Bei Dauertherapie (familiäres Mittelmeerfieber) ist die laufende Kontrolle von Blutbild, Leber- und Nierenfunktion erforderlich. Verwendung als Droge nicht gebräuchlich, Fertigarzneimittel mit standardisierten Extrakten bevorzugen.

Beim akuten Gichtanfall schnell- und hochwirksam

D/A: Max. TD: 8 mg Colchicin

AM: Colchicum-Dispert® Dragees Rp!, 1 Drg. enth. Herbstzeitlosensamen-TE (Dichlormethan, 50–150:1 $\triangleq$ 0,5 mg Gesamtalkaloide, berechnet als Colchicin), im Anfall 2 Drg., danach 1–3 Drg. alle 1–2 h bis zum Abklingen der

Schmerzen; die Tagesdosis darf 16 Drg. nicht überschreiten.

Colchysat® Bürger Lösung Rp!, 1 g enth. frische Herbstzeitlosenblüten (wässrig-ethanolischer Presssaft), 1:15–25 ≙ 0,5 mg Colchicin), im akuten Gichtanfall als Initialdosis 50 Tr. (≙ ca. 1 mg Colchicin), danach 25–75 Tr. alle 1–2 h; die Tagesdosis darf 400 Tr. (≙ ca. 8 mg Colchicin) nicht überschreiten.

B: +

9.2.4 Arzneidrogen-Profile, äußerliche Anwendung

Arnikablüten

Arnicae flos, *Arnica montana* L.

AG: Traumatische Ödeme, Hämatome, Distorsionen und Prellungen

Rheumatische Muskel- und Gelenkbeschwerden

Entzündungen im Mund- und Rachenbereich

Furunkulose und Entzündungen als Folge von Insektenstichen und oberflächlichen Venenentzündungen

W: Antiphlogistisch u. a. durch Hemmung der Freisetzung verschiedener Entzündungsmediatoren. Analgetisch, antiseptisch und antimykotisch

Hyperämisierend, haut- und schleimhautreizend

KI: Bekannte Allergie gegen Arnika und andere Korbblütler

UW: Bei längerer Anwendung Ekzeme, bei Anwendung auf geschädigter Haut oder in zu hohen Konzentrationen ödematöse Dermatitis

WW:	Keine bekannt
H:	Nur zur äußeren Anwendung
	Unverdünnte Arnikatinktur nur zu kleinflächigen Pinselungen einsetzen
	Traditionell häufig erfolgreich eingesetzte Droge
D/A:	Salbe: Max. 20–25% Tinktur oder max. 15% fettes Arnika-Öl
	Für Umschläge: Tinktur 3–10fach mit Wasser verdünnt
	Für Mundspülungen: Tinktur 10fach verdünnt
AM:	DOC Sportsalbe, 1 g Salbe enth. 215 mg Arnikatinktur (Ethanol 70%), 3–5 × tgl. auf die zu behandelnde Stelle auftragen und leicht einmassieren; Salbenverbände: ca. 2 mm dick auf die zu behandelnde Stelle auftragen, abdecken und Verband anlegen, ca. 8 h wirken lassen.
	Kneipp® Arnika Venensalbe, 1 g Salbe enth. 100 mg Arnikablüten öliger Extrakt (Sonnenblumenöl, 1:3,5–4,5), 2 × tgl. bei akuten Entzündungen Salbenumschläge messerdick auftragen, nicht einmassieren.
	Arnika-Essenz, 1 g enth. 600 mg Arnica montana ex planta tota (Urtinktur), bei unverletzter Haut für Umschläge 1 EL auf ¼ l Wasser.
B:	++

Beinwellwurzel/-kraut/-blätter

Symphyti radix/-herba/-folium, *Symphytum officinale* L.

AG:	Prellungen, Zerrungen, Verstauchungen
W:	Durch den Gerbstoffgehalt keimhemmend. Antiödematös, durchblutungsfördernd.
KI:	Schwangerschaft und Stillzeit, Kdr. < 2 J.
	Nicht intakte Haut
UW:	Keine bekannt
WW:	Keine bekannt
H:	Traditionell besonders bewährte Droge mit ausgeprägt abschwellendem Effekt. Anwendungsdauer wegen möglicherweise in geringen Mengen enthaltener Pyrrolizidinalkaloide nicht länger als 4–6 Wochen/Jahr
D/A:	Zubereitungen zur äußeren Anwendung auf intakter Haut, max. 100 µg toxische Pyrrolizidinalkaloide pro Tag
AM:	Kytta-Plasma® f, 100 g enth. 30 g Beinwellwurzelfluidextrakt (Ethanol 60%, 1:2), 1–2 × tgl. bis zu 5 h als Umschlag anwenden, warme Umschläge nicht > 2 h
	Kytta-Salbe® f, 100 g enth. 35 g Beinwellwurzelfluidextrakt (Ethanol 60%, 1:2), 2–4 × tgl. einen Salbenstrang von 2–6 cm auftragen und einmassieren; auch als Salbenverband zu verwenden
	Traumaplant® Salbe, 100 g enth. 10 g Frischpflanzenextrakt (2,5:1), 1-mehrmals tgl. auf die Haut über dem erkrankten Gewebe auftragen. Als Salbenverband geeignet
B:	++ bis +++

Brennnesseltinktur/-spiritus

Siehe Kap. 9.2 Entzündlich-rheumatische Gelenkerkrankungen, Brennnesselkraut/-blätter S. 181 f.

D/A: Tinktur/Spiritus (1:10): Rp. Spiritus urticae oder Tinctura urticae 100,0 g, mehrmals tgl. 10–20 Tr. über den schmerzenden Gelenken einreiben

Campher

Siehe Kap. 1.3 Hypotonie, S. 5 ff.

Cayennepfefferfrüchte

Siehe Kap. 9.1 Degenerative Gelenk- und Wirbelsäulenerkrankungen, S. 178 f.

10

Abwehrschwäche, pathologische Leistungsschwäche

Die häufig vorherrschende Symptomatik besteht in nachlassender allgemeiner Leistungsfähigkeit, oft verbunden mit Konzentrationsschwäche und Müdigkeit. Es kommt zu gehäuft oder verlängert auftretenden Infekten meist der oberen oder unteren Luftwege, im Urogenital- oder Hautbereich. Rekonvaleszenz oder hohes Lebensalter können ebenso Ursachen sein wie parallel bestehende akute oder chronische Krankheitszustände, belastende Faktoren der allgemeinen Lebensführung wie z.B. Schlafmangel, körperlicher oder psychischer Stress, Alkohol- und Drogenmissbrauch, Mangelernährung oder Bewegungsmangel. Echte primäre Immunmangelsyndrome sind selten.

Allgemeine Therapie

Möglichst Vollwerternährung. Für ausreichenden Schlaf sorgen, Alkoholrestriktion, Stressabbau. Der Konstitution angemessene Kneipptherapie, z.B. mit Wassertreten, Wechsel- und Blitzgüssen. Eventuell Vitamin- und Spurenelementsubstitution

Phytotherapie

Die zur Verfügung stehenden Phytopharmaka werden in Adaptogene und Immunmodulatoren unterschieden. Adaptogene erhöhen die allgemeine Belastbarkeit des Organismus gegenüber unterschiedlichsten Stressoren und sind z.B. in Rekonvaleszenzphasen angezeigt. Immunmodulatoren hingegen stimulieren die unspezifischen körpereigenen Abwehrkräfte gegen Krankheitserreger. Adaptogene werden bei entsprechender Indikation oft als alleinige medikamentöse Maßnahme eingesetzt, da hier chemisch-synthetische Alternativen fehlen. Immunmodulatoren werden je nach Indikation ebenfalls als alleinige medikamentöse Maßnahme oder auch adjuvant eingesetzt. In jedem Fall sollte die Dauer der ununterbrochenen Anwendung zeitlich begrenzt werden, bei Adaptogenen auf zwei bis drei Monate und bei Immunmodulatoren auf zwei Wochen.

10.1 Adaptogene

Ginsengwurzel

Ginseng radix, *Panax ginseng* C. A. Mey.

- AG: Als Tonikum bei Müdigkeit und Schwächegefühl, Nachlassen der Leistungs- und Konzentrationsfähigkeit sowie in der Rekonvaleszenz
- W: Zentral aktivierend. Steigerung der muskulären und cerebralen Leistungsfähigkeit. Stimulation unterschiedlicher Abwehrzellen. Tierexperimentell Erhöhung der Widerstandsfähigkeit gegen physikalische, chemische und biologische exogene Noxen
- KI: Keine bekannt
- UW: Keine bekannt
- WW: Keine bekannt
- H: Seit mehreren tausend Jahren bekannte und bewährte Heilpflanze, deren Wirksamkeit auch in zahlreichen aktuellen Studien belegt ist. Ginseng gilt in Deutschland als „Tonikum" und kann daher nicht auf Kassenrezept verordnet werden.
- D/A: In Zubereitungen: TD 1–2,0 g Droge mit mindestens 10 mg Gesamtginsenosiden

    Tee: 3 g (1 TL)/150 ml, mit kochendem Wasser übergießen, 5–10 min bedeckt ziehen lassen, 1–3 × tgl. 1 Tasse
- AM: Ardey-aktiv Pastillen, 1 Pastille enth. 100 mg Ginsengwurzel-TE (Ethanol 30%, 3–4,5:1), Erw. tgl. 2–3 (max. 5) Pastillen, Jgl. und Schulkdr. tgl. 1–2 Pastillen

Ginsana® G 115 Kapseln/Ginsana® Ginseng Tonic, 1 Kaps. enth. 100 mg Panax Ginseng-Extrakt 5:1 bzw. 15 ml enth. 140 mg Panax Ginseng-Extrakt 5:1, Erw. 2 Kaps. bzw. 15 ml tgl.

Roter Ginseng von Gintec Kapseln, 1 Kaps. enth. 300 mg Rotes Ginsengpulver, mind. 8% Ginsenoside, Erw. und Jgl. 1 × tgl. 3–4 Kapseln vor dem Frühstück, Kdr. halbe Dosierung; kurmäßig über einen Zeitraum von mind. 12 Monaten

Weitere Präparate sowie Generika mit entsprechenden Ginsengwurzeltrockenextrakten im Handel

B: +++

Kolasamen

Colae semen, *Cola nitida* Schott et Endl.

AG: Geistige und körperliche Ermüdung

W: Enthält Methylxanthine, die in niedriger Dosierung zu einer Senkung des Sympathikotonus und in höherer Dosierung über Freisetzung von Calcium zu einer gesteigerten Kontraktionsbereitschaft der glatten und Skelettmuskulatur führen. Aquaretisch über gesteigerte Nierendurchblutung und Natriurese

KI: Ulcus ventriculi sive duodeni. Hyperthyreose. Epilepsie

UW: Einschlafstörungen, Übererregbarkeit, nervöse Unruhezustände, Magenbeschwerden

WW: Wirkungsverstärkung durch Psychoanaleptika oder koffeinhaltige Getränke

H: Wirkung mit der von Kaffee vergleichbar

D/A: TD 2–6,0 g Droge, 0,25–0,75 g Extrakt, 2,5–7,5 g Fluidextrakt, 10–30,0 g Tinktur, 60–180,0 g Wein

Kolawein: Rp. Vinum colae EB 6 500 ml, morgens und mittags je 1 Likörglas voll einnehmen

B: +

Mateblätter

Mate folium, *Ilex paraguariensis* De Saint-Hilaire

AG: Geistige und körperliche Ermüdung

W: Enthält Methylxanthine, die in niedriger Dosierung zu einer Senkung des Sympathikotonus und in höherer Dosierung über Freisetzung von Calcium zu einer gesteigerten Kontraktionsbereitschaft der glatten und Skelettmuskulatur führen. Aquaretisch über gesteigerte Nierendurchblutung und Natriurese

KI: Keine bekannt

UW: Bei empfindlichen Personen Magenbeschwerden

WW: Keine bekannt

H: Als Lebensmittel im Verkehr, nicht verschreibungsfähig

Milder als Kaffee oder Kolasamen

D/A.: Mittlere TD 3,0 g Droge

Tee: 1–2 TL/150 ml, 5–10 min, morgens und mittags 1 Tasse trinken.

B: +

Pollen

Pollinae, verschiedene Blütenpflanzen

AG:	Als Roborans zur Kräftigung bei Schwächezuständen und Appetitlosigkeit
W:	Unbekannt
KI:	Pollenallergie
UW:	Selten Magen-Darm-Beschwerden
WW:	Keine bekannt
H:	Als Lebensmittel im Verkehr, nicht verschreibungsfähig
D/A:	TD 30–40,0 g Droge, zusammen mit Joghurt, Saft o. Ä. einzunehmen. Bei mikronisierten Pollen TD 3–4,0 g in Hartgelatinekaps.
AM:	Als Pollen in Gläsern oder in Kaps. abgefüllt als Lebensmittel im Verkehr
B:	+

Taigawurzel

Eleutherococci radix, *Eleutherococcus senticosus* Maxim.

AG:	Als Tonikum zur Kräftigung bei Müdigkeits- und Schwächegefühl, nachlassender Leistungs- und Konzentrationsfähigkeit sowie in der Rekonvaleszenz
W:	Eiweißanabole Wirkung. Weiterhin u. a. Zunahme immunkompetenter Zellen im peripheren Blutbild
KI:	Bluthochdruck
UW:	Keine bekannt

WW:	Keine bekannt
H:	Sollte, wie die übrigen Adaptogene auch, nicht länger als 3 Monate ohne Unterbrechung eingenommen werden
	Für Sgl. und Klkdr. wegen fehlender Erfahrungen nicht geeignet
	Wirkungen vergleichbar mit denen von Ginseng, Droge aber weniger gut erforscht
D/A:	TD 2–3,0 g Droge, Zubereitungen entsprechend
AM:	Eleu Curarina Tropfen enth. reinen Wurzel-Fluidextrakt (Ethanol 35%, 1:1), 2 × tgl. 30 Tr. nach den Mahlzeiten mit etwas Flüssigkeit verdünnt oder auf Zucker
	Eleutheroforce Kapseln, 1 Kaps. enth. 120 mg Eleutherococcuswurzel-TE (15–18:1), 1–2 × tgl. 1 Kaps. unzerkaut mit viel Flüssigkeit
	Eleu-Twardypharm® Kapseln, 1 Kaps. enth. 140 mg Eleutherococcuswurzel-TE (Ethanol 30%, 15–18:1), Erw. und Kdr. > 12 J. 1x tgl. 1 Kaps.
	Konstitutin® forte Kapseln, 1 Kaps. enth. 100 mg Eleutherococcuswurzel-TE (Ethanol 36%, 15–18:1), 2–4 × tgl. 1 Kaps.
	Weitere Fertigarzneimittel und Generika mit entsprechenden Trockenextrakten im Handel
B:	++ bis +++

10.2 Immunmodulatoren

Echinacea-pallida-Wurzel, Blassfarbene Sonnenhutwurzel

Echinaceae pallidae radix, *Echinacea pallida* Nutt.

- AG: Adjuvant bei grippalen Infekten
- W: Unspezifische Stimulation der Aktivität verschiedener Abwehrzellreihen
- KI: System- und Autoimmunerkrankungen wie Leukosen, Lymphome, Kollagenosen, Multiple Sklerose, AIDS, HIV-Infektion, Tuberkulose, Slow-Virus-Erkrankungen
- UW: Keine bekannt
- WW: Keine bekannt
- H: Anwendungsdauer bei fehlenden Erfahrungen und aus theoretischen Erwägungen nicht länger als 8 Wochen

  Wirksamkeit bei oben angegebener Indikation wissenschaftlich nicht ausreichend belegt, Empfehlung v. a. aufgrund vielfältiger positiver Erfahrungsberichte
- D/A: TD in Zubereitungen entsprechend 900 mg Droge.
  Tinktur (1:5 mit 50%igem Ethanol), 3–4 × tgl. 30–40 Tr.
- AM: Pascotox® mono Tabletten, 1 Tabl. enth. 9 mg Echinacea pallida-Wurzel-TE (6,1–7,2:1), bei akuten Erkrankungen Initialdosis 4–6 Tabl., danach stündlich 2 Tabl.
- B: ++

Mistelkraut

Visci albi herba, *Viscum album* L.

AG: Palliativtherapie im Sinne einer unspezifischen Reiztherapie bei malignen Tumoren. Zur Segmenttherapie bei degenerativ entzündlichen Gelenkserkrankungen

W: Mistellektine wirken über die Steigerung der Interleukin- und Zytokinproduktion zytostatisch und immunstimulierend. Bei der Segmenttherapie kommt es nach intrakutaner Injektion zur Bildung lokaler Entzündungen und in der Folge zur Auslösung kutiviszeraler Reflexe.

KI: Eiweißüberempfindlichkeit, System- und Autoimmunerkrankungen wie Leukosen, Lymphome, Kollagenosen, Multiple Sklerose, AIDS, HIV-Infektion, Tuberkulose, Slow-Virus-Erkrankungen. Hirndruck bei cerebralen Metastasen. Kdr. < 12 Jahren

UW: Schüttelfrost, hohes Fieber, Kopfschmerzen, pectanginöse Beschwerden, orthostatische Kreislaufstörungen, allergische Reaktionen

WW: Keine bekannt

H: Zur allopathischen Therapie sollten nur Lectin-standardisierte Präparate verwendet werden. Im Gegensatz zu den hier nicht besprochenen Mistel-Präparaten, wie z.B. ABNOBAviscum®, Eurixor®, Helixor® A/M/P, Iscador® M/P/Qu, Vysorel® A/M/P Stärke 60, die der anthroposophischen Medizin zuzurechnen sind, spielt es hierbei nur eine untergeordnete Rolle, aus welcher Viscum-Art die Präparate hergestellt sind. Die Therapie sollte stets nur genau nach Herstellerangaben erfolgen, da zu hohe Dosen immunsuppressiv oder auch direkt zytotoxisch wirken können. Unter Misteltherapie kann insbesondere eine Verbesserung der subjektiven Lebensqualität erwartet werden.

D/A: Nach Herstellerangaben

AM: Lektinol® Injektionslösung, 0,5 ml enthalten 0,02–0,07 mg wässrigen Auszug (1:1,1–1,5) aus unverholzten Mistelzweigen und Blättern, entsprechend 15 ng aktivem Mistellektin, bestimmt als Mistellektin I, Vortestung i.c. mit 0,1 ml Lektinol® (1:100, mit isotoner Kochsalzlösung) auf Allergie gegen Mistelextrakt. Therapiedosis 2,5 µl/kg Körpergewicht 2 × wöchentlich im Abstand von 3–4 Tagen s.c. oder i.v. bzw. als Infusion mit 250 ml isotoner Kochsalzlösung über mind. 3 Monate

B: +++

Echinacea-purpurea-Kraut, Purpurfarbenes Sonnenhutkraut

Echinaceae purpureae herba, *Echinacea purpurea* L. Moench

AG: **Innerl.:** Unterstützende Behandlung bei rezidivierenden Infekten der Atemwege und der ableitenden Harnwege

Äußerl.: Schlecht heilende, oberflächliche Wunden

W: Unspezifische Aktivierung des Immunsystems mit Steigerung der Phagozytoserate, Erhöhung der Produktion der T-Helferzellen sowie von Zytokinen und TNF

Lokal Fibroblastenaktivierung und Hemmung der Hyaluronidase

KI: **Innerl.:** Überempfindlichkeit gegen Korbblütler, System- und Autoimmunerkrankungen wie Leukosen, Lymphome, Kollagenosen, Multiple Sklerose, AIDS, HIV-Infektion, Tuberkulose

UW: Selten allergische Reaktionen

WW: Keine bekannt

H: Anwendungsdauer nicht länger als 2 Wochen, danach Behandlungspause von mindestens 2 Wochen. Möglichst frühzeitiger Beginn der Therapie bei Auftreten der ersten Symptome. Verwendung als Teedroge nicht gebräuchlich

Unter Therapie kann eine verkürzte Krankheitsdauer bzw. ein abgeschwächter Verlauf erwartet werden

D/A: **Innerl.:** TD 6–9 ml Presssaft, Zubereitungen entsprechend

Äußerl.: Halbfeste Zubereitungen mit mindestens 15 % Presssaft

AM: **Innerl.:** Echinacin® Madaus Capsetten Pastillen, 1 Pastille enth. 88,5 mg getrockneter Purpursonnenhutkrautpresssaft (31,5–53,6:1), Erw. 3–4 × tgl. 1 Lutschpastille, Kdr. 6–12 J., 2–3 × tgl. 1 Lutschpastille, Kdr. von 2–5 J. 1–2 × tgl. 1 Lutschpastille

Echinacin® Madaus Liquidum, 1 ml enth. 800 mg Purpursonnenhutkrautpresssaft (1,7–2,5:1), Erw. Initialdosis 2,5 ml, anschließend alle 1–2 h 1,25 ml (ca. 40 Tr.), zur weiteren Behandlung Erw. 3 × tgl. 2,5 ml; Kdr. 6 –12 J. 3 × tgl. 2 ml, Kdr. 2–5 J. 3 × tgl. 1,25 ml (ca. 80 Tr.); Tr. mit Flüssigkeit einnehmen

Echinacea STADA® junior Lösung, 1 g Saft enth. 800 mg Presssaft (2,5–1,5:1) Kdr. 2–5 J. 1–2 x tgl. ½ Messlöffel (ca. 2 ml); Kdr. 6–9 J. 2–3 × tgl. ½ Messlöffel (ca. 2 ml); Kdr. > 10 J. und Erw. 3–4-x tgl. ½ Messlöffel (ca. 2 ml)

Echinacin® Saft, 5 g enth. 117 mg getrockneter Purpursonnenhutkrautpresssaft (31,5–53,6:1), Erw. 3 × tgl. 5 ml, Kdr. 6–12 J. 2 × tgl. 5 ml, Kdr. 2–5 J. 3 × tgl. 2,5 ml

Esberitox® mono Brausetrinktabl., enth. 150 mg getrockneter Purpursonnenhutkrautpresssaft (37,5–77,5:1), 2 ×

tgl. 1 Brausetabl. morgens und abends oder 2 Brausetabl. morgens

Weitere FAM und Generika mit entsprechenden Extrakten im Handel

AM: **Äußerl.:** Echinacin® Salbe Madaus, 100 g enth. 16 g Presssaft aus frischen, blühendem Purpursonnenhutkraut (1,7–2,5:1), Erw. 2–3 × tgl. 1–2 cm langer Salbenstrang; Kdr. 6–12 J. 2–3 × tgl. 0,5–1,5 cm langer Salbenstrang; Kdr. 2–5 J. 2–3 × tgl. 0,5–1 cm langer Salbenstrang; dünn und gleichmäßig auftragen

B: +++ Unterstützende Behandlung bei rezidivierenden Infekten der Atemwege und der ableitenden Harnwege

+ Schlecht heilende, oberflächliche Wunden

Taigawurzel

Siehe Kap. 10. Adaptogene, S. 194 f.

11

Erkrankungen im Kindesalter

Für den Einsatz in der Kinderheilkunde eignen sich Phytopharmaka bei verschiedensten Indikationen in besonderer Weise. Dieses liegt vor allem an der überwiegend sehr guten Verträglichkeit und Nebenwirkungsarmut der pflanzlichen Heilmittel. Der im Vergleich zu chemisch definierten Medikamenten verzögerte und sanftere Wirkungseintritt entspricht oft den speziellen Bedürfnissen des kindlichen Organismus. Die hohe Akzeptanz der Phytopharmaka auch bei den Eltern sorgt meist für eine entsprechend gute Compliance. Bei den folgenden Indikationen der Kinderheilkunde erscheint der Einsatz pflanzlicher Heilmittel besonders sinnvoll.

In der Lit. finden sich keine gesicherten Angaben zur Dosier. von Teezubereitungen für Kinder. Für die in diesem Kap. beschriebenen Drogen gelten bei der Teezubereitung, soweit nicht anders vermerkt, folgende Empf. der Autoren: Kdr. > 12 J. erhalten die Erw.-Dosis, Kdr. von 6–12 J. erhalten $^2/_3$ der Erw.-Dosis, Kdr. < 6 J. erhalten ½ der Erw.-Dosis. Für Sgl. sollte die Dosier. individuell festgelegt werden.

11.1 Krampfhusten

Das Therapieziel besteht hierbei in einer Linderung des Hustenreizes mit Verminderung von Intensität und Frequenz der Hustenattacken. In vielen Fällen, z.B. bei Keuchhusten, wird die Phytotherapie nur adjuvant neben einer antibiotischen Therapie zum Einsatz kommen.

Phytotherapeutische Empfehlung: **Efeublätter, Sonnentaukraut, Thymiankraut**

Efeublätter

Siehe Kap. 2.7 Pertussis, S. 35 f.

D/A: TD 0,3 g Droge

Anwendung nur in Form von standardisierten Fertigarzneimitteln sinnvoll

AM: Bronchoforton® Saft, Schulkdr. 2–3 × tgl. 1 EL, Sgl. und Klkdr. 2–3 × tgl. 1 TL

Bronchoforton® Tropfen, Schulkdr. 2–3 × tgl. 20 Tr., Klkdr. 2–3 × tgl. 15 Tr., Sgl. 2–3 × tgl. 10–15 Tr. unverdünnt oder mit etwas Flüssigkeit

Prospan® Hustensaft, Schulkdr. und Jgl. 3 × tgl. 2 TL, Sgl. und Klkdr. 3 × tgl. 1 TL

Prospan® Hustentropfen, Schulkdr. 3–5 × tgl. 20 Tr., Klkdr. 3–5 × tgl. 15 Tr., Sgl. 3–5 × tgl. 10–15 Tr.

Prospan® Hustenzäpfchen, Schulkdr. 3 × tgl. 1 Zäpfchen, Sgl. und Klkdr. 2 × tgl. 1 Zäpfchen

Sonnentaukraut

Siehe Kap. 2.7 Pertussis, S. 36 f.

D/A: Mittlere TD bei Erw. 3,0 g Droge als Tinktur, Kdr. entsprechend weniger

AM: Makatussin® Saft Drosera zuckerfrei, Jgl. 2–3 × tgl. 1–2 TL, Kdr. 6–14 J. 1–2 × tgl. 1–2 TL, Kdr. < 6 J. 1 × tgl. 1–2 TL. Enthält 4 Vol. % Ethanol

Thymiankraut

Siehe Kap. 2.6 Akute und chronische Bronchitis, S. 32 f.

D/A: TD für Erw. 10,0 g Droge, Kdr. entsprechend weniger

AM: Soledum® Hustentropfen, Jgl. > 12 J. 3–4 × tgl. 30–35 Tr., Kdr. 6–12 J. 3–4 × tgl. 20–25 Tr., Kdr. 2–6 J. 3–4 × tgl. 12 Tr., Sgl. und Klkdr. 3–4 × tgl. 6 Tr. unverdünnt auf Zucker oder in etwas Wasser oder Tee einnehmen

Soledum® Hustensaft, Jgl. > 12 J. 3–4 × tgl. 2 TL, Kdr. 6–12 J. 3–4 × tgl. 1 TL, Kdr. 2–6 J. 3–4 × tgl. ½ TL, Sgl. und Klkdr. 3–4 × tgl. ¼ TL

11.2 Bronchiale Verschleimung

Therapieziel ist hierbei die Verflüssigung zähen Bronchialschleimes, um ein leichteres Abhusten und damit eine verbesserte bronchiale Clearance zu ermöglichen.

Phytotherapeutische Empfehlung: **Primelblüten, -wurzel, Spitzwegerichkraut**

Primelblüten/-wurzel

Siehe Kap. 2.6 Akute und chronische Bronchitis, S. 33 f.

AM: Sinuforton® Saft (zusammen mit Thymiankraut), Schulkdr. 2 × tgl. 1 TL, Sgl. und Klkdr. 1–2 × tgl. 1 TL

Spitzwegerichkraut/-blätter

Siehe Kap. 2.6 Akute und chronische Bronchitis, S. 34

AM: Kneipp® Hustensaft Spitzwegerich Sirup, Schulkdr. 3 × tgl. 3 EL, Kdr. > 2 J. 3 × tgl. 1 EL

11.3 Erkältungskrankheiten

Durch eine geeignete Therapie sollen in erster Linie die unangenehmen Symptome wie Abgeschlagenheit und Gliederschmerzen gelindert sowie der Krankheitsverlauf möglichst abgekürzt werden.

Phytotherapeutische Empfehlung: **Lindenblüten, Mädesüßblüten, -kraut, Purpursonnenhutkraut**

Lindenblüten

Tilia flos, *Tilia cordata* Mill., *T. platyphyllus* Scop., *T. vulgaris* Heyne

D/A: TD für Erw. 2–4,0 g Droge, Kdr. entsprechend weniger

Tee: 1 TL feingeschnittene Droge mit 1 Tasse kochendem Wasser aufgießen, 15 min. Ab Klkdr.-alter mehrfach tgl. 1 Tasse möglichst heiß trinken, eventuell süßen

AM: Lindenblüten-Tee im Filterbtl., mehrmals tgl. 1 Filterbtl. mit 1 Tasse kochendem Wasser übergießen und 10 min zugedeckt ziehen lassen

Mädesüßblüten/-kraut

Filipendulae ulmariae flos/herba, Spiraeae flos/herba, *Filipendula ulmaria* var. *vulgare* (L.) Maxim.

D/A: TD für Erw. 2,3–3,5 g Mädesüßblüten bzw. 4–5,0 g Mädesüßkraut, Kdr. entsprechend weniger

Tee: 1 EL geschnittene Droge mit 1 Tasse kochendem Wasser aufgießen, 15 min. Ab Kleinkindalter mehrfach tgl. 1 Tasse mögl. heiß trinken, eventuell süßen

AM: FAM sind nicht im Handel. Die Droge kann als Teeverordnung in der Apotheke bezogen werden

Echinacea-purpurea-Kraut, Purpurfarbenes Sonnenhutkraut

Siehe Kap. 10.2 Immunmodulatoren, S. 198 ff.

D/A: TD in Zubereitungen entsprechend 900 mg Droge

Tinktur (1:5 mit 50 %igem Ethanol) 3–4 × tgl. 30–40 Tr.

AM: Echinacea Hevert purp. forte Tropfen, Kdr. > 1 J. nehmen bei akuten Erkrankungen initial bis zu 6 × tgl. 50 Tr., später 3–4 × tgl. 20 Tr. vor den Mahlzeiten möglichst in etwas heißem Wasser ein

Echinacin® Capsetten® Madaus Lutschpastillen, Kdr. 6–12 J. 2–3 × tgl. 1 Lutschpastille, Kdr. 2–5 J. 1–2 × tgl. 1 Lutschpastille

11.4 Dyspeptische Beschwerden

Von dyspeptischen Beschwerden können Kinder aller Altersgruppen betroffen sein, besonders beeinträchtigt sind aber in der Regel Säuglinge und Kleinkinder. Da in dieser Altersgruppe auch die Differentialdiagnose der Beschwerden besondere Schwierigkeiten bereiten kann, soll bei anhaltenden oder sehr ausgeprägten Beschwerden immer fachärztlicher Rat eingeholt werden.

Phytotherapeutische Empfehlung: **Fenchelfrüchte, Kamillenblüten, Melissenkraut, Pfefferminzblätter**

Fenchelfrüchte/-öl

Siehe Kap. 3.2 Gastritis, S. 49

D/A: Tee: 2,5 g Droge (1 TL, frisch zerkleinert)/150 ml, 10–15 min, 2–3 × tgl. 1 Tasse

Öl: 2–5 Tr. nach jeder Mahlzeit, reines Öl bei Sgl. und Klkdr. nicht anwenden

Fenchelhonig (0,5 g Öl/kg), Kdr. > 12 J. 2–4 × tgl. 1 TL, Kdr. < 12 J. 2–4 × tgl. ½ TL

Klkdr. 2–4 × tgl. ¼ TL, Sgl. 2 × tgl. ¼–½ TL

AM: SternBiene® Fenchelsirup mit Honig, 100 g enth. bitteres Fenchelöl 100 mg

Kamillenblüten

Siehe Kap. 3.2 Gastritis, S. 50 f.

D/A: **Innerl.** TD 10–15,0 g Droge, Kdr. entsprechend weniger

Tee: 3 g (3 TL)/150 ml, 10–15 min, 3–4 × tgl. 1 Tasse, Kdr. entsprechend weniger

AM: Kamillin Robugen® Konzentrat, 1 g enth. Kamillenblütenextrakt $\triangleq$ 0,479 mg Levomenol), Kdr. > 12 J. 30 Tr. 3–4 × tgl., Kdr. 6–12 J. 13–20 Tr. 3–4 × tgl. jeweils 150 ml warmes Wasser einnehmen

Kamillosan®, 1 g enth. Kamillenblütenextrakt $\triangleq$ 0,5 mg Levomenol), Schulkdr. 2,5 ml 4 × tgl./150 ml warmes Wasser einnehmen

Melissenblätter

Siehe Kap. 8.1 Schlafstörungen, S. 163 f.

D/A: TD für Erw. bis zu 15,0 g Droge, auf Einzeldosen verteilt, Kdr. entsprechend weniger

Tee: 1,5–4,5 g (3–7 TL)/150 ml und 10–15 min, mehrmals tgl. 1 Tasse trinken

AM: Keine Monopräparate im Handel

Pfefferminzblätter

Siehe Kap. 3.4 Dyspepsie, S. 59 f.

D/A: TD 3–6,0 g Droge, Kdr. entsprechend weniger

Tee: gemäß St.-Zul. 1,5 g (2–3 TL)/150 ml, 10 min, 3–4 × tgl. 1 Tasse

11.5 Appetitlosigkeit

Phasenweise auftretende Appetitlosigkeit wird bei Kindern sehr häufig beobachtet und bedarf in der Regel keiner speziellen Therapie. Oftmals ist eine entsprechende Aufklärung der Eltern erforderlich. Sorgfältig abzugrenzen sind echte Essstörungen, wie z.B. die Anorexia nervosa, die so schnell wie möglich einer fachgerechten Therapie zugeführt werden sollte. Bei gegebener Therapieindikation, z.B. in Phasen der Rekonvaleszenz, kann durch geeignete Phytopharmaka eine Appetitsteigerung erreicht werden.

Phytotherapeutische Empfehlung: **Pomeranzenschalen, Tausendgüldenkraut**

Pomeranzenschalen

Siehe Kap. 3.1 Appetitlosigkeit, S. 43

D/A: TD 4–6,0 g Droge, Kdr. entsprechend weniger

Tee: 2 g Droge mit 150 ml kochendem Wasser übergießen und abgedeckt 10 min ziehen lassen, vor den Mahlzeiten jeweils 1 Tasse trinken, nach Bedarf süßen. Besonders geeignet ist der Pomeranzensirup

Sirup (Sirupus Aurantii amari) 3 × tgl. 1 TL in warmem Wasser gelöst 30 min vor den Mahlzeiten

Tausendgüldenkraut

Siehe Kap. 3.1 Appetitlosigkeit, S. 44

D/A: TD 6,0 g Droge, Kdr. entsprechend weniger

Tee: gemäß St.-Zul. 2 g (1 TL)/150 ml, 10–15 min, 2–3 × tgl. 1 Tasse lauwarm 30 min vor den Mahlzeiten Tinktur (Centaurii tinct. 1:5): 3 × tgl. 10–20 Tr. in warmen Wasser oder auf Zucker vor den Mahlzeiten

11.6 Blähungen

Blähungen im Kindesalter stellen vor allem für Säuglinge ein Problem dar und bereiten dann oft auch in der Differentialdiagnose Schwierigkeiten. Die Beschwerden können durch konsequente Anwendung geeigneter Phytotherapeutika deutlich gelindert werden.

Phytotherapeutische Empfehlung: **Kümmelfrüchte/-öl**

Kümmelfrüchte/-öl

Siehe Kap. 3.4 Dyspepsie, S. 57 f.

D/A: **Innerl.:** TD für Erw. 1,5–6,0 g Droge bzw. 3–6 Tr. Kümmelöl, Kdr. etwa die Hälfte

Tee: gemäß St.-Zul. 1–5 g (1 TL, frisch zerkleinert)/150 ml, 10–15 min, Erw. 1–3 × tgl. 1 Tasse, Kdr. etwa die Hälfte

Sgl. Verdünnung der Erw.-Dosis 1:1 mit abgekochtem Wasser

	Öl: gemäß St.-Zul. 3 × tgl. 1–2 Tr. auf Zucker, in Milch oder Wasser zu den Mahlzeiten
	Äußerl.: In Verdünnung 1:10 mit Olivenöl mehrfach tgl. 10–15 Tr. auf dem Bauch einmassieren
AM:	Carum Carvi Supp., 1 Supp. enth. 400 mg Kümmelextrakt (Ethanol), bei Bedarf 1 Supp.

11.7 Durchfälle

Das Therapieziel besteht hierbei in einer möglichst raschen Reduktion der Stuhlfrequenz sowie einer Verfestigung des Stuhles, um die besonders für Säuglinge und Kleinkinder gefährlichen Elektrolyt- und Flüssigkeitsverluste so gering wie möglich zu halten.

Phytotherapeutische Empfehlung: **Heidelbeerfrüchte**

Heidelbeerfrüchte

Siehe Kap. 3.7 Diarrhoe, S. 77

D/A:	TD 20–60,0 g Droge, Kdr. entsprechend weniger, für Sgl. als Teeabkochung geeignet
	Getrocknete Früchte: Mehrmals tgl. 1 EL der ganzen Beeren kauen

11.8 Verstopfung

Als Folge von Schwankungen im Flüssigkeitshaushalt sowie durch Fehlernährung und Bewegungsmangel kann es bei Säuglingen und Kindern zu Verstopfung kommen. Das Therapieziel besteht in einer kurzfristigen Beschwerdelinderung und langfristigen möglichst schonenden, aber nachhaltigen Normalisierung von Stuhlfrequenz und -konsistenz.

Phytotherapeutische Empfehlung: **Leinsamen**

Leinsamen

Siehe Kap. 3.8 Obstipation, S. 85 f.

D/A.: TD 45,0 g Droge

AM: Linusit® Creola (Leinsamen pur), 3–4 × tgl. 1 geh. EL zusammen mit mind. 150 ml Flüssigkeit zwischen den Mahlzeiten einnehmen, Kdr. entsprechend weniger

Linusit® Darmaktiv Sachet, 3 × tgl. 1 Portionsbtl. mit jeweils ca. 150 ml Wasser zwischen den Mahlzeiten einnehmen, Kdr. entsprechend weniger

11.9 Nervosität, Unruhezustände

Das Therapieziel besteht hierbei in einer möglichst schonenden und nebenwirkungsarmen Beeinflussung des Grundtonus der betroffenen Kinder. Die Behandlung soll in der Regel über einen Zeitraum von mehreren Monaten durchgeführt werden.

Phytotherapeutische Empfehlung: **Baldrianwurzel**

Baldrianwurzel

Siehe Kap. 8.1 Schlafstörungen, S. 159 ff.

D/A: TD 15,0 g Droge, Kdr. entsprechend weniger

AM: Für Kdr. ab dem 6. Lj. in Form von Fertigpräparaten, siehe S. 160 f.

11.10 Schleimhautaffektionen im Mund- und Rachenraum

Schleimhautaffektionen im Mund- und Rachenraum treten häufig als Begleitphänomen verschiedener meist viraler Infektionen auf und können durch Auftreten heftiger Schmerzen zu erheblicher Belastung der Patienten führen. Zeitweise wird als Folge die Nahrungs- und Flüssigkeitsaufnahme verweigert. Im Rahmen der Therapie sollte eine Schmerzlinderung und möglichst rasche Abheilung erreicht werden.

Phytotherapeutische Empfehlung: **Kamillenblüten**

Kamillenblüten

Siehe Kap. 3.2 Gastritis, S. 50 f.

D/A: Als Tee, Extrakt oder Tinktur für Pinselungen, Spülungen und zum Gurgeln

Tee: 1 EL Droge mit 150 ml kochendem Wasser aufgießen, 10 min bedeckt ziehen lassen, abseihen. Nach Abkühlung mehrfach tgl. gurgeln oder spülen

AM: Kamillosan®, 1 g enth. Kamillenblütenextrakt entspr. 0,5 mg Levomenol, 3 × tgl. 5 ml auf ein Glas warmes Wasser zum Mund spülen oder gurgeln, unverdünnt für Pinselungen mehrfach tgl.

11.11 Kopfschmerzen vom Spannungstyp

Spannungskopfschmerzen stellen bei Kindern ein zunehmendes Problem dar. Durch eine geeignete Therapie sollen die Beschwerden gelindert werden ohne einer Gewöhnung an den Konsum von Schmerzmitteln Vorschub zu leisten.

Phytotherapeutische Empfehlung: **Pfefferminzöl**

Pfefferminzöl

Siehe Kap. 3.4 Dyspepsie, S. 59 f.

D/A: Ab Schulkindalter mehrfach tgl. 1–2 Tr. im Schläfenbereich verreiben

AM: Pfefferminzöl Schupp (100% Pfefferminzöl), mehrfach tgl. 1–2 Tr. im Schläfenbereich verreiben

11.12 (Windel-)Dermatitis

Je nach Ausprägung des Befundes kommen hier Phytotherapeutika adjuvant oder als alleinige Therapie zur Anwendung. Solange die betroffenen Hautpartien noch feucht sind, werden therapeutisch Bäder, Waschungen und Umschläge angewandt, nach Abtrocknung dann Cremes oder Pasten.

Phytotherapeutische Empfehlung: **Kamillenblüten, Zaubernussblätter/-rinde**

Kamillenblüten

Siehe Kap. 3.2 Gastritis, S. 50 f.

D/A: Bäder: Für Sgl. 25,0 g Droge mit 1 l kochendem Wasser übergießen, 15 min bedeckt ziehen lassen und zusammen mit 10 ml standardisierter Kamillenlösung dem Bad zugeben, 1 × tgl. baden. Für ältere Kdr. doppelte Menge verwenden und 1–2 × tgl. baden

AM: Kamillosan®, 1 g enth. 0,99 g Kamillenblütenextrakt ≙ 0,5 mg Levomenol, Umschläge, Waschungen, Spülungen 15–30 ml/1 l Wasser, 1–mehrmals tgl. anwenden

Hamamelisblätter/-rinde, Zaubernussblätter/-rinde

Siehe Kap. 3.9 Hämorrhoiden, S. 90 f.

D/A: Aufguss für Umschläge: 1 EL klein geschnittene Droge mit 1 Tasse Wasser aufkochen, 15 min ziehen lassen, abseihen. Mit dem erkalteten Aufguss mehrfach tgl. Umschläge auflegen

Bäder: 20,0 g Droge/250 ml Wasser, aufkochen, 15 min ziehen lassen, nach Abseihen dem Bad zugeben. 1 × tgl. baden

AM: Hametum® Wund- und Heilsalbe, 1 g Salbe enth. 62,5 mg Blätter-, Zweigfrischdestillat (1:1,6), je nach Bedarf mehrmals tgl. anwenden

Hametum® Extrakt Flüssigkeit, 100 g enth. 25 g Destillat 1:1,6 aus frischen Zweigen und Blättern von Hamamelis virginia, 1–2 × tgl. verdünnt mit Wasser 1:3 baden bzw. waschen

11.13 Prellungen, Stauchungen, Zerrungen

Stumpfe Verletzungen stellen im Kindesalter ein außerordentlich häufiges Phänomen dar. Das Ziel einer effektiven Therapie besteht vor allem im Erreichen einer raschen Beschwerdelinderung. Hierfür sollten geeignete Externa möglichst unmittelbar nach Auftreten der Verletzung zur Anwendung kommen.

Phytotherapeutische Empfehlung: **Arnikablüten**

Arnikablüten

Siehe Kap. 9.2 Entzündlich-rheumatische Gelenkerkrankungen, S. 184 f.

D/A: Umschläge: 2,0 g Blüten mit 100 ml kochendem Wasser übergießen, 10 min ziehen lassen, nach Abkühlung mehrfach tgl. Umschläge auf die betroffenen Stellen. Alternativ: Einreibungen oder Umschläge mit Arnika-Tinktur 1:10 mit Wasser verdünnt

AM: Kneipp® Arnika VenenSalbe, 100 g enth. öligen Auszug aus 10 g Arnikablüten, Auszugsmittel: Sonnenblumenöl, 2 × tgl. für Salbenumschläge messerdick auftragen

Arnika-Essenz, bei unverletzter Haut für Umschläge 1 EL auf ¼ l Wasser

12

Erkrankungen im Alter

Aufgrund der deutlich eingeschränkten Verträglichkeit von chemisch-synthetischen Arzneimitteln bei älteren Patienten infolge verminderter Nieren- und Leberfunktionsleistungen können Phytopharmaka wegen ihrer deutlich besseren Verträglichkeit bzw. Nebenwirkungsarmut oft eine gute Alternative zu chemisch definierten Arzneimitteln darstellen.

Aufgeführt werden einige Standarddrogen bzw. deren Phytotherapeutika, die an anderer Stelle schon ausführlich besprochen wurden.

12.1 Chronische Herzinsuffizienz

In den Stadien I und II NYHA kann eine alleinige bzw. adjuvante Behandlung mit Weißdornblättern erfolgen.

Weißdornblätter mit Blüten

Siehe Kap. 1.1 Herzinsuffizienz, S. 3

D/A: 160–900 mg Extrakt pro Tag

AM: Crataegutt® novo, 1 Filmtabl. enth. 450 mg TE (Ethanol 45%, 4–6,6:1), 2 × tgl. 1 Filmtabl.

Kytta Cor® novo, 1 Filmtabl. enth. 300 mg TE (Ethanol 45%, 4–7:1), 2–3 × tgl. 1 Filmtabl.

Crataegutt®, 1 ml ≙ 20 Tr. enth. 94 mg TE (Ethanol 45%, 4–6,6:1), 3 × tgl. 20–40 Tr.

Esbericard® novo, 1 ml ≙ 20 Tr. enth. 75 mg TE (Ethanol 45%, 4–7:1), 2 × tgl. 60–120 Tr.

Generika mit entsprechenden Trockenextrakten im Handel

12.2 Periphere arterielle Verschlusskrankheit (pAVK)

Frühzeitiger Einsatz von Ginkgo biloba im Stadium I ist sinnvoll.

Ginkgoblätter

Siehe Kap. 1.4 Periphere arterielle Verschlusskrankheit, S. 9 f.

D/A: 120–240 mg TE pro Tag

AM: Kaveri® 120 mg, 1 Filmtabl. enth. 120 mg TE (Aceton 60 %, 35–67:1), 2 × tgl. 1 Filmtabl.

Kaveri® 40, 1 ml ≙ 20 Tr. enth. 40 mg TE (Aceton 60 %, 35–67:1), 3 × tgl. 20–40 Tr.

Rökan® novo 120 mg, 1 Filmtabl. enth. 120 mg TE (Aceton 60 %, 35–67:1), 2 × tgl. 1 Filmtabl.

Rökan® Tropfen 40 mg, 1 ml ≙ 20 Tr. enth. 40 mg TE (Aceton 60 %, 35–67:1), 3 × tgl. 20–40 Tr.

Tebonin® intens, 1 Filmtabl. enth. 120 mg TE (Aceton 60 %, 35–67:1), 2 × tgl. 1 Filmtabl.

Tebonin® forte, 1 ml ≙ 20 Tr. enth. 40 mg TE (Aceton 60 %, 35–67:1), 3 × tgl. 20–40 Tr.

Generika mit entsprechenden Trockenextrakten im Handel

12.3 Arteriosklerose

Eine effektive Senkung von Serumcholesterin und Triglyceriden ist durch tägliche Einnahme von 4 g Knoblauchzwiebel möglich.

Knoblauchzwiebel

Siehe Kap. 1.6 Hyperlipidämie, S. 13

D/A: Mittlere TD 4,0 g frischer Knoblauch, entsprechend 900–1200 mg Knoblauchpulver

AM: Ilja Rogoff® forte, 1 Drg. enth. 200 mg Knoblauchpulver, 3 × tgl. 2 Drg.

Kwai® forte 300 mg, 1 Drg. enth. 300 mg Knoblauchpulver, 2 × tgl. 1 Drg.

Sapec®, 1 Drg. enth. 300 mg Knoblauchpulver, 3 × tgl. 1 Drg.

Ravalgen aktiv Kapseln, 1 Kaps. enth. 400 mg Ölmazerat (Rüböl, 2–3:1), 4 × tgl. 1 Kaps.

Generika mit entsprechenden Trockenextrakten im Handel

Die Pulver sind jeweils standardisiert auf Alliin, entspr. Allicin.

12.4 Chronisch venöse Insuffizienz (CVI)

Frühzeitiger Einsatz von Rosskastanienextrakten im Stadium I

Rosskastaniensamen

Siehe Kap. 1.7 Chronisch venöse Insuffizienz, S. 17

D/A: 2 × tgl. 250–350 mg Extrakt, ≙ 100 mg Aescin

AM: Noricaven® retard, 1 Retardtbl. enth. 263,2 mg TE (Ethanol 50%, 4,5–5,5:1, mit 50 mg Aescin), 2 × tgl. 1 Retardtbl.

Venalot® novo Depot Ret., 1 Kaps. enth. 240–290 mg TE (Ethanol 50%, 4,5–5,5:1, mit 50 mg Aescin), 2 × tgl. 1 Kaps.

Venostasin® retard, 1 Kaps. enth. 240–290 mg TE (Ethanol 50%, 4,5–5,5:1, mit 50 mg Aescin), 2 × tgl. 1 Kaps.

Venoplant retard S, 1 Retardtbl. enth. 263,2 mg TE (Ethanol 50%, 4,5–5,5:1, mit 50 mg Aescin), 2 × tgl. 1 Retardtbl.

Generika mit entsprechenden Trockenextrakten im Handel

12.5 Chronisch obstruktive Lungenerkrankung (COPD)

Adjuvante Therapie mit pflanzlichen Bronchospasmolytika, Expektorantien und Antitussiva ist möglich.

Efeublätter

Siehe Kap. 2.7 Pertussis, S. 35 f.

D/A: Mittlere TD 0,3 g Droge

AM: Prospan® Hustentropfen, 100 g enth. 2 g Blätter-TE (Ethanol 30%, 5–7,5:1), 3 × tgl. 24 Tr.

Prospan® Hustensaft, 100 ml. enth. 0,7 g Blätter-TE (Ethanol 30%, 5–7,5:1), 3 × tgl. 5–7,5 ml

Thymiankraut

Siehe Kap. 2.6 Akute und chronische Bronchitis, S. 32 f.

D/A: 1–2,0 g Droge (1–2 TL)/150 ml, 10–15 min, mehrmals tgl. 1 Tasse

AM: Aspecton® Hustensaft, 5 ml Saft enth. 835 mg Fluidextrakt, 1–3 × tgl. 10 ml

Aspecton® Hustentropfen, 1 ml ≙ 30 Tr. enth. 1,06 g Fluidextrakt, 1–3 × tgl. 30–60 Tr.

Bronchicum® Pastillen, 1 Pastille enth. 100 mg Fluidextrakt (NH_3, Glycerol, Ethanol, Wasser), mehrmals tgl. 1–2 Pastillen langsam im Munde zergehen lassen.

Thymipin® N Saft, 5 ml Saft enth. 2,025 mg Fluidextrakt (Ethanol 30%, 1:2–2,5), bis zu 6 × tgl. 2,5–5 ml

Thymipin® N Tropfen, 1 ml ≙ 20 Tr. enth. Fluidextrakt (Ethanol 30%, 1:2–2,5), mehrmals tgl. 20–40 Tr.

12.6 Reizdarm

Leinsamen und Pfefferminzöl können zur alleinigen oder adjuvanten Therapie eingesetzt werden.

Leinsamen

Siehe Kap. 3.8 Obstipation, S. 85 f.

D/A: TD 45,0 g Droge

AM: Linusit® Creola (Leinsamen pur), 3–4 × tgl. 1 geh. EL zusammen mit mind. 150 ml Flüssigkeit zwischen den Mahlzeiten einnehmen

Linusit® Darmaktiv Sachet, 3 × tgl. 1 Portionsbtl. mit jeweils ca. 150 ml Wasser zwischen den Mahlzeiten einnehmen

Pfefferminzöl

Siehe Kap. 2.1 Viraler Infekt der oberen Luftwege, S. 24 ff.

D/A.: TD 3–6,0 g Droge, Zubereitungen entsprechend

AM: Mentacur® Kapseln, 1 Kaps. enth. 0,2 ml ≙ 182 mg Pfefferminzöl, 3 × tgl. 1 Kaps. vor den Mahlzeiten

12.7 Chronische Obstipation

Flohsamen sind Mittel der ersten Wahl und können auch zur Langzeittherapie eingesetzt werden.

Flohsamen und Indische Flohsamen/-Flohsamenschalen

Siehe Kap. 3.8 Obstipation, S. 84 f.

D/A: 10–40,0 g Flohsamen, 4–20,0 g Flohsamenschalen

AM: Agiocur® Granulat, 1 g enth. 650 mg Indische Flohsamen, 22 mg Flohsamenschalen, abends 2 TL, bei Bedarf zusätzlich vor dem Frühstück 1 TL, bei Neigung zu Durchfällen 1–3 Tage 3 × tgl. 2 TL, dann 3 × 1 TL

Metamucil® Orange, 1 g enth. 530 mg Indische Flohsamenschalen, 1–3 × tgl. 1 geh. großer TL in mind. 150 ml Wasser

Mucofalk® Apfel-/Orange-/Pur Granulat, 1 g enth. 650 mg Indische Flohsamenschalen, Erw. 2–6 × tgl. 1 TL bzw. 1 Btl. ≙ 5 g Granulat

12.8 Durchfall

Leichte unspezifische akute bzw. chronisch rezidivierende Diarrhoen lassen sich mit Heidelbeerfrüchten gut behandeln.

Heidelbeerfrüchte

Siehe Kap. 3.7 Diarrhoe, S. 77

D/A: TD 20–60,0 g Droge

Getrocknete Früchte: Mehrmals tgl. 1 EL der ganzen Beeren kauen.

12.9 Appetitlosigkeit

Phytopharmaka wie Enzianwurzel, Ingwerwurzel und Wermutkraut sind zur symptomatischen Behandlung der Appetitlosigkeit gut geeignet.

Enzianwurzel

Siehe Kap. 3.1 Appetitlosigkeit, S. 42

D/A: TD 2–4,0 g Droge, Zubereitungen entsprechend

Tinktur: 1–3,0 g

Tee: gemäß St.-Zul. 1 g (1/3 TL)/150 ml, 10–15 min, mehrmals tgl. 1 Tasse 30 min vor den Mahlzeiten

Fluidextrakt: 2–4,0 g

Enziantinktur (Gentianae tinct. 1:10): gemäß St.-Zul. 3 × tgl. 10–30 Tr. 30 min vor dem Essen

AM: Enziagil® Magenplus Kapseln, 1 Kaps. enth. 120 mg TE (Ethanol 53%, 4,5–5,5:1), 2–3 × tgl. 2 Kaps. 30 min vor den Mahlzeiten

Ingwerwurzel

Siehe Kap. 7.4 Reisekrankheit, S. 153 f.

D/A: TD 2–4,0 g Droge, Zubereitungen entsprechend

Tee: gemäß St.-Zul. 0,5–1 g (1/3 TL)/150 ml, 5 min, 2–4 × tgl. 1 Tasse 30 min vor den Mahlzeiten

Tinktur (1:5): gemäß St.-Zul. 3 × tgl. 20 Tr. in Wasser 30 min vor den Mahlzeiten

AM: Zintona® Kapseln, 1 Kaps. enth. 250 mg Ingwerwurzelstockpulver. 1–3 × tgl. 2–3 Kaps.

Wermutkraut

Siehe Kap. 3.1 Appetitlosigkeit, S. 44 f.

D/A.: TD 2–3 g Droge als wässriger Auszug

Tee: gemäß St.-Zul. 1,5 g (1 TL)/150 ml, 10 min, 2 × tgl. 1 Tasse vor den Mahlzeiten

Wermuttinktur (Absinthii tinct. 1:10): gemäß St.-Zul. 3 × tgl. 5–20 Tr. 30 min vor den Mahlzeiten

12.10 Meteorismus

In der Regel ist die alleinige Behandlung mit Phytopharmaka ausreichend.

Anisfrüchte/-öl

Siehe Kap. 3.4 Dyspepsie, S. 55

D/A: **Innerl.:** TD 3,0 g Droge bzw. 0,3 g ätherisches Öl, entsprechend 10–12 Tr.

Tee: gemäß St.-Zul. 1,5 g (½ TL, frisch zerkleinert)/150 ml, 10 min, morgens und/oder abends 1 Tasse

Öl: Innerl.: 0,3 g ätherisches Öl, entspr. 10–12 Tr., 1–3 × tgl.; in Zubereitungen mit 5–10% ätherischem Öl

Fenchelfrüchte/-öl

Siehe Kap. 3.2 Gastritis, S. 49

D/A: Tee: 7,5 g Droge

Tee: gemäß St.-Zul. 2,5 g (1 TL, frisch zerkleinert)/150 ml, 10–15 min, 2–3 × tgl. 1 Tasse

Sirup oder Honig: 10–20,0 g, Zubereitungen entsprechend

Öl: gemäß St.-Zul. 2–5 Tr. nach jeder Mahlzeit

Kümmelfrüchte/-öl

Siehe Kap. 3.4 Dyspepsie, S. 57 f.

D/A: TD 1,5–6,0 g Droge bzw. 3–6 Tr. Kümmelöl

Tee: gemäß St.-Zul. 1–5 g (1 TL, frisch zerkleinert)/150 ml, 10–15 min, 1–3 × tgl. 1 Tasse

Öl: gemäß St.-Zul. 3 × tgl. 1–2 Tr. auf Zucker, in Milch oder Wasser zu den Mahlzeiten

AM: Kombinationspräparate:

Enteroplant® Kapseln, 1 Kaps. enth. 90 mg Pfefferminzöl, 50 mg Kümmelöl, 3 × tgl. 1 Kaps. unzerkaut mit etwas Wasser vor den Mahlzeiten

Carminativum Hetterich® Madaus (siehe Tab. 2), 3 × tgl. 30–40 Tr., Kdr. 3 × tgl. 15–20 Tr., in Flüssigkeit während der Mahlzeiten

Iberogast® Tropfen (u. a. Kümmeltinktur), 3 × tgl. 6–20 Tr., je nach Verträglichkeit vor/zu den Mahlzeiten

12.11 Benigne Prostatahyperplasie (BPH)

Sinnvoll sind Phytotherapeutika in Form von Trockenextrakten und als Kombinationspräparate.

Brennnesselwurzel

Siehe Kap. 4.4 Benigne Prostatahyperplasie, S. 109 f.

D/A: TD 4–6,0 g Droge

	Tee: 1 TL/150 ml, 1 min lang kochend halten, 10 min ziehen, 2–4 × tgl. 1 Tasse
AM:	Azuprostat Urtica® Filmtabletten, 1 Filmtabl. enth. 460 mg TE (Methanol 20%, 7–14:1), 1 × tgl. 1 Filmtabl.
	Bazoton uno® Filmtabletten, 1 Filmtabl. enth. 459 mg TE (Methanol 20%, 7,1–14,3:1), 1 × tgl. 1 Filmtabl.
	Prostaforton uno® Filmtabletten, 1 Filmtabl. enth. 285 mg TE (Methanol 80%, 15–20:1), 1 × tgl. 1 Filmtabl.

Kürbissamen

Siehe Kap. 4.3 Reizblase, S. 107 f.

D/A:	Morgens und abends 3–6 TL gemahlen oder zerkaut mit Flüssigkeit einnehmen
AM:	Granufink® Kürbiskerne (Samen von *Cucurbita pepo* L.), 1–2 EL (5–15 g), morgens und abends zerkaut oder gemahlen mit Flüssigkeit einnehmen
	Granufink® Kürbiskern Granulat, 1–3 EL (8–23 g), morgens und abends einnehmen
	Nomon mono® Kapseln, 1 Kaps. enth. 175 mg TE (20:1), 3 × tgl. 1 Kaps.
	außerdem: Prostafink® forte Kapseln, 1 Kaps. enth. 500 mg Dickextrakt (Ethanol 92%, 15–25:1), 1 × tgl. 1 Kaps.

Sägepalmenfrüchte

Siehe Kap. 4.4 Benigne Prostatahyperplasie, S. 110 f.

A/D: TD 1–2 g einnehmen oder 320 mg lipophiler Drogenauszug in 1–2 Einzelgaben

AM: Prostagutt® uno Kapseln, 1 Kaps. enth. 320 mg Extrakt (Ethanol 90%, 10–14,3:1). 1 × tgl. 1 Kaps. während der Mahlzeiten

Strogen® uno Kapseln, 1 Kaps. enth. 320 mg Extrakt (Ethanol 90%, 7,5–12,5:1), 1 × tgl. 1 Kaps. während der Mahlzeiten

Talso® uno N Kapseln, 1 Kaps. enth. 320 mg Extrakt (Ethanol 90%, 8–12:1), 1 × tgl. 1 Kaps. während der Mahlzeiten

12.12 Harnwegsinfektionen

Eine alleinige Behandlung mit Aquaretika ist sinnvoll bei asymptomatischer Bakteriurie, nicht signifikanter Keimzahl und Abwesenheit von Problemkeimen.

Bärentraubenblätter

Siehe Kap. 4.1 Harnwegsinfekt, S. 99

D/A: TD 10–12,0 g Droge (entspr. 400–840 mg Hydrochinon-Derivate)

AM: Arctuvan® Bärentraubenblätter Filmtabl., 1 Filmtabl. enth. 425,25–519,75 mg TE (Wasser, 2,5–4,5:1 ≙ 105 mg Arbutin), 2–4 × tgl. 2 Filmtabl.

Cystinol® akut Drg., 1 Drg. enth. 238,7–297,5 mg TE (Ethanol, 3,5–5,5:1 ≙ 70 mg Arbutin), 3 × tgl. 2 Drg.

Echtes Goldrutenkraut

Siehe Kap. 4.1 Harnwegsinfekt, S. 103 f.

D/A: TD 6–12,0 g Droge

Tee: 2–3 TL/150 ml, 15 min, 2–4 × tgl. 1 Tasse zwischen den Mahlzeiten

AM: Cystinol® long Kapseln, 1 Kaps enth. 424,8 mg TE (Ethanol 30%, 5–7,1:1), 3–4 × tgl. 1 Kaps.

Canephron S Solidago Filmtabl., 1 Filmtabl. enth. 280 mg TE (Ethanol 60%, 5–7,1:1), 3 × tgl. 2 Filmtabl.

Stromic® Kapseln, 1 Kaps. enth. 342 mg TE (Ethanol 30%, 5–7,1:1), 3 × tgl. 1 Kaps. nach den Mahlzeiten

Kombinationspräparat:

Canephron® novo Filmtabl., 1 Filmtabl. enth. 108,9 mg Birkenblätter-TE (Wasser, 5,5:1), 96,8 mg Orthosiphonblätter-TE (Methanol 30%, 6,2:1), 135,8 mg Goldrutenkraut-TE (Ethanol 60%, 5,9:1), 3 × tgl. 1–2 Filmtabl. vor den Mahlzeiten

Orthosiphonblätter

Siehe Kap. 4.1 Harnwegsinfekt, S. 102 f.

D/A: TD 6–12,0 g Droge

Tee: 1 TL/150 ml, 10–15 min, mehrmals tgl. 1 Tasse

AM: Carito® mono Kapseln, 1 Kaps. enth. 250,2 mg Blätter-TE (Wasser, 5–7:1), 3 × tgl. 2 Kaps.

Indischer Nierentee, Indischer Blasen- und Nierentee

12.13 Klimakterische Beschwerden

Als gute Alternative zur Therapie mit chemisch-synthetischen Östrogenpräparaten kommt die Behandlung mit Cimicifugawurzelstock in Betracht.

Cimicifugawurzelstock, Traubensilberkerzenwurzelstock

Siehe Kap. 5.10 Klimakterische Beschwerden, S. 125 f.

D/A: TD: Als alkohol. Extrakt (ethanolisch-wässrig 40–60% oder isopropanolisch-wässrig 60%), entsprechend mind. 40 mg Droge bzw. 10 mg Extrakt

AM: Cimisan® Filmtabl., 1 Filmtabl. enth. 8 mg TE (Ethanol 60%, 4,1–6,5:1), 1 × tgl. 1 Filmtabl.

Klimadynon® Filmtabl., 1 Filmtabl. enth. 1,66–2,86 mg TE (Ethanol 58%, 7–12:1), 2 × tgl. 1 Filmtabl.; Lösung, 100 g enth. 12 g Tinktur (Ethanol 50%, 1:5), 2 × tgl. 30 Tr.

Remifemin® Tabl., 1 Tabl. enth. 0,018–0,026 ml Flüssigextrakt (Isopropanol 40%, 0,78–1,14:1), 2 × tgl. 1 Filmtabl.; Lösung, 100 ml enth. 12 ml Flüssigextrakt (Ethanol 60%, 1:5), 2 × tgl. 20 Tr.

12.14 Hauterkrankungen

Eine kleine Auswahl gebräuchlicher Dermatologika in der Geriatrie zur äußerlichen Therapie von Haut- und Schleimhautentzündungen besteht aus Kamillenblüten (3.2.3, S. 50 f.), Eichenrinde (3.7.3, S. 75 f.) und Zaubernussblätter/-rinde (3.9.3, S. 90 f.)

Eichenrinde

Siehe Kap. 3.7 Diarrhoe, S. 75 f.

D/A: **Äußerl.:** Badezusatz: Teil-, Vollbad: 500,0 g/100 l

Umschläge, Spül-, Gurgellösung: 20,0 g/1 l, 15–20 min aufkochen

Kamillenblüten

Siehe Kap. 3.2 Gastritis, S. 50 f., sowie Kap. 5.1 Vulvitis, Kolpitis, S. 115 f.

D/A: Bad: 50,0 g Droge in 1 l Wasser heiß aufgießen, 15 min bedeckt ziehen lassen, abseihen und ins Bad geben

AM: Kamillin Robugen® Konzentrat, 1 g enth. Kamillenblütenextrakt (Ethanol 48%, 1:1,7–2,6 ≙ 0,479 mg Levomenol), Umschläge, Waschungen, Spülungen, Teil- und Sitzbäder. 15 ml (1 EL)/1 l heißes Wasser

Kamillosan®, 1 g enth. Kamillenblütenextrakt (Ethanol 38,5%, 1:4–4,5 ≙ 0,5 mg Levomenol), Pinselung: unverdünnt 1 oder mehrmals tgl. auftragen; Umschläge, Waschungen, Spülungen. 15–30 ml/1 l heißes Wasser, 1 oder mehrmals tgl.

Kamillopur®, Kamillenblüten-Fluidextrakt (Ethanol 55%, 1:1), Erw. 40–50 Tr., bis zu 4 × tgl./150 ml warmes Wasser, 1 oder mehrmals tgl.

Hamamelisblätter/-rinde, Zaubernussblätter/-rinde

Siehe Kap. 3.9 Hämorrhoiden, S. 90 f.

D/A: 5–10,0 g Droge/250 ml als Spüllösung

AM: Posterine® Salbe, 1 g Salbe enth. 200 mg Blätterfluidextrakt (Ethanol 60%, 0,5:1), 2 × tgl., bei stärkeren Beschwerden auch häufiger

Hametum® Wund- und Heilsalbe, 1 g Salbe enth. 62,5 mg Blätter-, Zweigfrischdestillat 1:1,6), je nach Bedarf mehrmals tgl. anwenden

Hamasana® Salbe, 1 g Salbe enth. 200 mg Blätter-, Rindenextrakt (Ethanol, 1:4), 2–3 × tgl. anwenden

12.15 Arthrosen

Teufelskrallenwurzelextrakt kommt je nach Ausmaß der Beschwerden entweder allein oder adjuvant in Betracht.

Teufelskrallenwurzel, südafrikanische

Siehe Kapitel 9.1. Degenerative Gelenk- und Wirbelsäulenerkrankungen, S. 175 f.

D/A: Degenerative Erkrankungen: FAM mit 800–2400 mg TE/Tag, entsprechend 50–100 mg Harpagosid

AM: Jucurba® forte Filmtabletten, 1 Filmtabl. enth. 480 mg TE (Ethanol 60%, 4,4–5:1), 2 × tgl. 2 Filmtabl.

Rheuma-Sern® Kapseln, 1 Kaps. enth. 400 mg TE (Wasser, 1,5–2,5:1), 3 × tgl. 2 Kaps.

Rivoltan® Filmtabletten, 1 Filmtabl. enth. 480 mg TE (Ethanol 60%, 4–5:1), 2 × tgl. 1 Filmtabl.

Teltonal® 480 FT Filmtabletten, 1 Filmtabl. enth. 480 mg TE (Ethanol 60%, 4,4–5:1), 2 × tgl. 1 Filmtabl.

Teltonal® dispers Brausetabletten, 1 Brausetabl. enth. 480 mg TE (Ethanol 60%, 4,4–5:1), 2 × tgl. 1 Brausetabl.

Arthrotabs Filmtabletten, 1 Filmtabl. enth. 410 mg TE (Ethanol 40%, 2:1), 3 × tgl. 2 Filmtabl. vor den Mahlzeiten

Es wird empfohlen, die Arzneimittel bis zum Eintritt der Beschwerdefreiheit einzunehmen.

12.16 Rheuma

Bei rheumatischen Beschwerden kommt Weidenrinde in Betracht.

Weidenrinde

Siehe Kap. 9.1 Degenerative Gelenk- und Wirbelsäulenerkrankungen, S. 176 f.

D/A: TD 6–12,0 g Droge ≙ 60–120 mg Gesamtsalicin

Tee: 2–3 g (1 TL)/150 ml, Kaltansatz, zum Sieden erhitzen, 3–5 × tgl. 1 Tasse

AM: Assalix® Dragees, 1 Drg. enth. 393,24 mg Weidenrinden-TE ≙ 60 mg Gesamtsalicin (Ethanol 70%, 8–14:1), tgl. 1–2 Drg. nach den Mahlzeiten

Rheumakaps Kapseln, 1 Kaps. enth. 480 mg Weidenrinden-TE ≙ 60 mg Gesamtsalicin, 1 × tgl. 1 Kaps. mit reichlich Flüssigkeit nach den Mahlzeiten einnehmen.

12.17 Schlafstörung

Der Einsatz von phytotherapeutischen Sedativa in der Geriatrie ist sehr sinnvoll.

Baldrianwurzel

Siehe Kap. 8.1 Schlafstörungen, S. 159 f.

D/A: TD 15,0 g Droge

Tinktur: 15–20 Tr. vor dem Schlafengehen

Extrakt: 600 mg TE (Ethanol 70 %)/Tag

Tee: 1 TL (ca. 4 g) mit ca. 150 ml kochendem Wasser übergießen, 10–15 min ziehen lassen und vor dem Schlafengehen 1 Tasse trinken

AM: Baldriparan® stark für die Nacht, 1 Drg. enth. 441,35 mg Baldrianwurzel-TE (Ethanol 70 %, 6,0–7,4:1), 1 Drg. 1 h vor dem Schlafengehen

Valdispert 125 mg Dragees, 1 Drg. enth. 125 mg Baldrianwurzel-TE (Ethanol 70 %, 3–6:1), 3–4 Drg. 30 min vor dem Schlafengehen

Euvegal® Balance 500 Filmtabl., 1 Filmtabl. enth. 500 mg Baldrianwurzel-TE (Ethanol 62 %, 3–6:1), 1–2 Filmtabl. vor dem Schlafengehen

Kombinationspräparat:

Baldrian-Dispert® Nacht zum Einschlafen, 1 Tabl. enth. 200 mg Baldrianwurzel-TE (Ethanol 70 %, 4–7:1), 68 mg Hopfenzapfen-TE (Ethanol 40 %, 4–8:1), 1 Tabl. 30–60 min vor dem Einschlafen

12.18 Spannungskopfschmerz

Zur äußerlichen Behandlung von Spannungskopfschmerzen ist Pfefferminzöl geeignet.

Pfefferminzöl

Siehe Kap. 7.1 Spannungskopfschmerz, S. 146 f., sowie Kap. 2.1 Virale Infekte der oberen Luftwege, S. 24 f.

D/A: Mindestens 10%ige ethanolische Lösung mehrmals tgl. auf Stirn und Schläfen einreiben

reines ätherisches Öl (100%)

AM: China-Oel (reines Öl), einige Tr. vorsichtig auf Stirn und Schläfen einreiben

Euminz® Lösung, 1 ml enth. 81 mg Pfefferminzöl in Ethanol 96% bei leichten bis mittelschweren Kopfschmerzen mit Hilfe des Applikators auf Stirn und Schläfen auftragen

Inspirol® Heilpflanzenöl, 1 ml enth. 0,900–0,912 g Pfefferminzöl), einige Tr. vorsichtig auf Stirn und Schläfen einreiben

12.19 Leichte und mittlere Depression

Johanniskraut eignet sich zur Therapie von leichten und mittelgradigen depressiven Syndromen.

Johanniskraut

Siehe Kap. 8.2 Depression, S. 169 f.

D/A: 900 mg TE

AM: Helarium® 425 Hartkapseln, 1 Hartkapsel enth. 425 mg Johanniskraut-TE (Ethanol 60%, 3,5–6:1), 2 × tgl. 1 Hartkaps. mit ausreichend Flüssigkeit mind. 4 Wochen

Hypericum STADA® 425 mg Hartkapseln, 1 Hartkapsel enth. 425 mg Johanniskraut-TE (Ethanol 60%, 3,5–6:1), 2 × tgl. 1 Hartkaps.

Jarsin® 750 mg Filmtabletten, 1 Filmtabl. enth. 750 mg Johanniskraut-TE (Methanol 80%, 3–6:1), 1 × tgl. 1 Filmtabl., jeweils mit etwas Flüssigkeit

12.20 Angst, Spannung, Unruhe

Baldrianwurzel kann sinnvoll eingesetzt werden bei Schlafstörungen, Unruhe- und Spannungszuständen.

Baldrianwurzel

Siehe Kap. 8.1 sowie 12.17 Schlafstörungen, S. 159 f. und S. 235

D/A: TD 15,0 g Droge

Tee: 1 TL (ca. 4 g) mit ca. 150 ml kochendem Wasser übergießen, 10–15 min ziehen lassen, 1–mehrmals tgl. 1 Tasse

Extrakt: 600 mg TE (Ethanol 70%)/Tag

AM: Valdispert® 125 mg Dragees, 1 Drg. enth. 125 mg Baldrianwurzel-TE (Ethanol 70%, 3-6:1), 1-3 Drg. mehrmals tgl. nach Bedarf

Euvegal® Balance 500 Filmtabl., 1 Filmtabl. enth. 500 mg Baldrianwurzel-TE (Ethanol 62%, 3-6:1), 1 Filmtabl. 1-2× tgl. nach Bedarf.

12.21 Hirnleistungsstörung, Demenz

Zur symptomatischen Therapie hirnorganisch bedingter Leistungsminderung ist ein standard. Ginkgo-biloba-Extrakt gut geeignet.

Ginkgoblätter

Siehe Kap. 1.8 Dementielle Syndrome, S. 18 f.

D/A: 120-240 mg TE pro Tag

AM: **Tabletten**

Kaveri® 120 mg, 1 Filmtabl. enth. 120 mg TE (Aceton 60%, 35-67:1), 2 × tgl. 1 Filmtabl.

Rökan® novo, 1 Filmtabl. enth. 120 mg TE (Aceton 60%, 35-67:1), 2 × tgl. 1 Filmtabl.

Tebonin® intens, 1 Filmtabl. enth. 120 mg TE (Aceton 60%, 35-67:1), 2 × tgl. 1 Filmtabl.

Tropfen

Kaveri® 40, 1 ml ≙ 20 Tr. enth. 40 mg TE (Aceton 60%, 35-67:1), 3 × tgl. 20-40 Tr.

Rökan® Tropfen 40 mg, 1 ml ≙ 20 Tr. enth. 40 mg TE (Aceton 60%, 35-67:1), 3 × tgl. 20-40 Tr.

Tebonin® forte, 1 ml ≙ 20 Tr. enth. 40 mg TE (Aceton 60%, 35–67:1), 3 × tgl. 20–40 Tr.

Generika mit entsprechenden Trockenextrakten im Handel

12.22 Zur Steigerung der Abwehrkräfte/Infektanfälligkeit

In Betracht kommen pflanzliche Adaptogene (z.B. Ginseng) und Immunmodulatoren (z.B. Purpursonnenhutkraut/Echinacea).

Ginsengwurzel

Siehe Kap. 10 Abwehrschwäche, pathologische Leistungsschwäche, S. 191 f.

D/A: In Zubereitungen: TD 1–2,0 g Droge mit mind. 10 mg Gesamtginsenosiden

Tee: 1–3 × tgl. 3 g (1 TL) mit 150 ml kochendem Wasser übergießen

AM: Ardey-aktiv Pastillen, 1 Pastille enth. 100 mg Ginsengwurzel-TE (Ethanol 30%, 3–4,5:1), tgl. 2–3 (max. 5) Pastillen

Ginsana® G 115 Kaps/Ginsana® Ginseng Tonic, 1 Kaps. enth. 100 mg Panax Ginseng-Extrakt 5:1 bzw. 15 ml enth. 140 mg Panax Ginseng-Extrakt 5:1), 2 Kaps. bzw. 15 ml tgl.

Roter Ginseng von Gintec Kapseln, 1 Kaps. enth. 300 mg Rotes Ginsengpulver, mind. 8% Ginsenoside, 1 × tgl. 3–4 Kaps. vor dem Frühstück; kurmäßig über einen Zeitraum von mind. 12 Monaten

Echinacea-purpurea-Kraut, Purpurfarbenes Sonnenhutkraut

Siehe Kap. 10 Abwehrschwäche, pathologische Leistungsschwäche, S. 198 ff.

D/A: **Innerl.:** TD 6–9 ml Presssaft, Zubereitungen entsprechend

AM: Echinacin® Capsetten® Madaus Lutschpastillen, 1 Pastille enth. 88,5 mg getrockneter Purpursonnenhutkrautpresssaft (31,5–53,6:1), 3–4 × tgl. 1 Lutschpastille

Echinacin® Madaus Liquidum, 1 ml enth. 800 mg Purpursonnenhutkrautpresssaft (1,7–2,5:1), Initialdosis 2,5 ml, anschließend alle 1–2 h 1,25 ml (ca. 40 Tr.), zur weiteren Behandlung 3 × tgl. 2,5 ml; Tr. mit Flüssigkeit einnehmen

Echinacin® Saft, 5 g enth. 117 mg getrockneter Purpursonnenhutkrautpresssaft (31,5–53,6:1), 3 × tgl. 5 ml

Esberitox® mono Brausetrinktabl., 1 Brausetabl. enth. 150 mg getrockneter Purpursonnenhutkrautpresssaft (37,5–77,5:1), 2 × tgl. 1 Brausetabl. morgens und abends oder 2 Brausetabl. morgens

12.23 Adjuvante Tumortherapie

Mistelkraut wird sinnvoll eingesetzt im Sinne einer unspezifischen Reiztherapie bei malignen Tumoren.

Mistelkraut

Siehe Kap. 10 Abwehrschwäche, pathologische Leistungsschwäche, S. 197 f.

D/A: Nach Herstellerangaben

AM: Lektinol® Injektionslösung, 0,5 ml enthalten 0,02–0,07 mg wässrigen Auszug (1:1,1–1,5) aus unverholzten Mistelzweigen und Blättern, entspr. 15 ng aktivem Mistellektin, bestimmt als Mistellektin I, Vortestung i.c. mit 0,1 ml Lektinol® (1:100, mit isotoner Kochsalzlsg.) auf Allergie gegen Mistelextrakt. Therapiedosis 2,5 µl/kg Körpergewicht 2 × wöchentlich im Abstand von 3–4 Tagen **s.c.** oder i.v. bzw. als Infusion in 250 ml isotoner Kochsalzlösung über mind. 3 Monate

Liste der
Arzneidrogen-Profile

Aloe	3.8.3	Fußblattwurzel	6.6.3
Angelikawurzel	3.1.3		
Anisfrüchte/-öl	3.4.3	Galgantwurzelstock	3.4.3
Anisöl	2.1.3	Gelbwurzwurzelstock,	
Arnikablüten	9.2.4	Javanischer	3.6.3
Artischockenblätter	3.6.3	Ginkgoblätter	1.4.3/1.8.3/7.6.3
		Ginsengwurzel	10.1
Baldrianwurzel	8.1.3	Goldrutenkraut, Echtes	4.1.3
Bärentraubenblätter	4.1.3	Guajakholz	9.2.3
Beinwell	9.2.4		
Belladonnablätter/-wurzel	3.11.3	Hamamelisblätter/ -rinde	3.9.3
Birkenblätter	4.1.3	Hauhechelwurzel	4.1.3
Boldoblätter	3.6.3	Heidelbeerfrüchte	3.7.3
Brennnesselblätter/		Herbstzeitlosensamen	9.2.3
-kraut	4.1.3/9.2.3	Heublumenblüten	9.1.3
Brennnesselwurzel	4.4.3	Hirtentäschelkraut	6.8.3
Brombeerblätter	3.7.3	Hopfenzapfen	8.1.3
Calendulablätter	6.8.3	Ingwerwurzelstock	7.4.3
Campher	1.3.3		
Cardiospermumkraut	6.7.3	Johanniskraut	8.2.3
Cayennepfefferfrüchte	9.1.3	Johanniskrautöl	6.8.3
Chinarinde	3.4.3		
Cimicifugawurzelstock	5.10.3	Kaffeekohle	3.7.3
Crataegusblätter mit Blüten	1.1.3	Kamillenblüten	3.2.3
Curcumawurzelstock	3.6.3	Kamillenöl	6.1.3
		Kava-Kava-Wurzelstock	
Echinacea-pallida-Wurzel	10.2	(Zulassung entzogen)	8.3.3
Echinacea-purpurea-Kraut	10.2	Keuschlammfrüchte	5.4.3
Efeublätter	2.7.3	Knoblauchzwiebel	1.6.3
Eichenrinde	3.7.3	Kolasamen	10.1
Enzianwurzel	3.1.3	Kümmelfrüchte/-öl	3.4.3
Eukalyptusöl	2.1.3	Kürbissamen	4.3.3
Faulbaumrinde	3.8.3	Lavendelblüten	8.1.3
Fenchelfrüchte/-öl	3.2.3	Leinsamen	3.8.3
Fichtennadelöl	7.3.3	Lindenblüten	11.3
Flohsamen/Ind. Flohsamen	3.8.3	Löwenzahnwurzel mit Kraut	3.6.3
Frauenmantelkraut	3.7.3		

Liste der Arzneidrogen-Profile

Mädesüßblüten/-kraut	11.3
Mahonienrinde	6.2.3
Mariendistelfrüchte	3.5.3
Mateblätter	10.1
Mäusedornwurzelstock	1.7.3
Melissenblätter	8.1.3
Minzöl	7.3.3
Mistelkraut	10.2
Mönchspfefferfrüchte	5.4.3
Nachtkerzensamenöl	6.3.3
Orthosiphonblätter	4.1.3
Passionsblumenkraut	8.1.3
Pestwurzwurzelstock	7.2.3
Pfefferminzblätter/-öl	3.4.3/3.10.3
Pfefferminzöl	2.1.3/7.1.3
Podophyllwurzelstock	6.6.3
Pollen	10.1
Pomeranzenschale	3.1.3
Primelblüten/ -wurzel	2.6.3
Rhabarberwurzel	3.8.3
Ringelblumenblüten	6.8.3
Rosmarinblätter	1.3.3
Rosskastaniensamen	1.7.3
Sägepalmfrüchte	4.3.3
Salbeiblätter/-öl	2.2.3
Schafgarbenkraut/-blüten	3.6.3/5.1.3
Schöllkraut	3.6.3
Sennesblätter/-früchte	3.8.3
Sonnenhutkraut, Purpurfarbenes	10.2
Sonnenhutwurzel, blassfarbene	10.2.2
Sonnentaukraut	2.7.3
Spitzwegerichkraut/-blätter	2.6.3
Stiefmütterchenkraut	6.1.3
Süßholzwurzel	3.3.3
Taigawurzel	10.1
Taubnesselblüten, Weiße	6.4.3
Tausendgüldenkraut	3.1.3
Teufelskrallenwurzel, südafrikanische	9.1.3/12.15
Thymiankraut	2.6.3
Tollkirschenblätter/-wurzel	3.11.3
Traubensilberkerzenwurzelstock	10.2
Trockenhefe aus Saccharomyces cerivisiae	3.7.3
Uzarawurzel	3.7.3
Wacholderfrüchte	3.4.3
Weidenrinde	9.1.3
Weißdornblätter mit Blüten	1.1.3
Wermutkraut	3.1.3
Zaubernussblätter/ -rinde	3.9.3
Zwiebel	1.6.3

Verwendete und weiterführende Literatur

Augustin, M., Schmiedel, V. (2000) Praxisleitfaden Naturheilkunde, 3. überarb. Aufl., Urban & Fischer Verlag, München, Jena

Benedum, J., Loew, D., Schilcher, H. (1994) Arzneipflanze in der Traditionellen Medizin, 2. Aufl., Kooperation Phytotherapie, Krahe Druck, Unkel

Blaschek, W., Hänsel, R., Keller, K., Rimpler, H., Schneider, G. (Hrsg., 1998) Hagers Handbuch der Pharmazeutischen Praxis, 5. Aufl., Folgebde. 2 und 3, Springer Verlag, Berlin

Blume, H., Dingermann, Th., Donath, F., Loew, D., Rietbrock, N., Roots, I., Schulz, V. (wechselnde Hrsg.-gruppierung, 1995–2001) Phytopharmaka in Forschung und klinischer Anwendung, Bde. 1–7, Steinkopff Verlag, Darmstadt

Brandt, T., Daroff, R.B., Arch. Otolary ugol. 1980 Aug., 106 (8): 484–5

Braun, J., Dormann, A. (2001) Klinikleitfaden Innere Medizin, Urban & Fischer, München, Jena

Braun, R. (Hrsg., 2000) Standardzulassung für Fertigarzneimittel, Grundwerk einschl. 14. Erg. Lief., Bde. 1–3, Deutscher Apotheker Verlag, Stuttgart, Govi Verlag, Frankfurt

Brendler, Th., Grünwald, J., Jänicke, Ch. (Hrsg., 2003) Heilpflanzen CD-ROM, medpharm Scientific Publishers, Stuttgart

Dingermann, Th., Loew, D. (2003) Phytopharmakologie, Wiss. Verlagsges., Stuttgart

Dittmar, F.W., Loch, E.G., Wiesenauer, M. (1998) Naturheilverfahren in der Frauenheilkunde und Geburtshilfe, 2., überarb. u. erw. Aufl., Hippokrates Verlag, Stuttgart

Ennet, D., Reuter, H.D. (1998) Lexikon der Pflanzenheilkunde, Hippokrates Verlag, Stuttgart

ESCOP monographs (2004) The Scientific Foundation for Herbal Medicinal Products, 2nd completely revised and expanded edition, Thieme Verlag, Stuttgart

Fintelmann, V., Menßen, H. G., Siegers, C.-P. (1989) Phytotherapie-Manual, Hippokrates Verlag, Stuttgart

Fintelmann, V., Weiss, R. F. (2002) Lehrbuch der Phytotherapie, 10. völlig neu bearb. u. erw. Aufl., Hippokrates Verlag, Stuttgart

Frohne, D. (2002) Heilpflanzenlexikon, 7. völlig neu bearb. Aufl., Wiss. Verlagsges., Stuttgart

Gaedcke, F., Steinhoff, B. (2000) Phytopharmaka-Wissenschaftl. und rechtl. Grundlagen für die Entwicklung, Standardisierung und Zulassung in Deutschland und Europa, Wiss. Verlagsges., Stuttgart

Gehrmann, B., Koch, W.-G., Tschirch, C. O., Brinkmann, H. (2000) Arzneidrogenprofile, Deutscher Apotheker Verlag, Stuttgart

Gelbe Liste Pharmindex (2002) Phytopharmaka und Homöopathika, MediMedia Medizinische Medien Informations GmbH, Neu-Isenburg

Haffner, F., Schultz, O. E., Schmid, W., Braun, R. (1997) Normdosen gebräuchlicher Arzneistoffe und Drogen, 9. Aufl., Wiss. Verlagsges., Stuttgart

Hänsel, R. (1991) Phytopharmaka, 2. Aufl., Springer Verlag, Berlin

Hänsel, R., Keller, K., Rimpler, H., Schneider, G. (Hrsg., 1992–1994) Hagers Handbuch der Pharmazeutischen Praxis; 5. Aufl., Bde. 4–6, Springer Verlag, Berlin

Hänsel, R., Sticher, O., Steinegger, E. (1999) Pharmakognosie – Phytopharmazie, 6. Aufl., Springer Verlag, Berlin

Herold, G. (2003) Innere Medizin – Eine vorlesungsorientierte Darstellung, Herold

Hiller, K., Melzig, M.F. (1999) Lexikon der Arzneipflanzen und Drogen, Bde. A-K, L-Z, (1999–2000), Spektrum Akademischer Verlag, Heidelberg

Hoppe, H.A. (1975–1987) Drogenkunde, 8. Aufl., Bde. 1–3, W. de Gruyter Verlag, Berlin

Jänicke, Ch., Grünwald, J., Brendler, Th. (2003) Handbuch Phytotherapie, Wiss. Verlagsges., Stuttgart

Kommission-E-Monographien, Aufbereitungsmonographien der Phytotherapeutischen Therapierichtung und Stoffgruppe (2003) KompleMed (CD-ROM), Wiss. Verlagsges., Stuttgart

Kraft, K., Blaser, G. (2000) Checkliste Phytotherapie, Thieme Verlag, Stuttgart

Loew, D., Habs, M., Klimm, H.-D., Trunzler, G. (1999) Phytopharmakareport, 2. überarb. und erw. Aufl., Steinkopff Verlag, Darmstadt

Madaus, G. (Nachdruck der Ausgabe Leipzig 1938, Ersch.-jahr 1987) Lehrbuch der Biologischen Heilmittel, Bde. 1–11, Mediamed Verlag, Ravensburg

Newall, C.A., Anderson, L.A., Phillipson, J.D. (1996) Herbal Medicines – A Guide for Health Care Professionals, The Pharmaceutical Press, London

Oelze, F., Brinkmann, H., Wiesenauer, M. (1994) Naturheilverfahren bei Herz-Kreislauf-Erkrankungen, Hippokrates Verlag, Stuttgart

Rätsch, Ch. (1998) Enzyklopädie der psychoaktiven Pflanzen: Botanik, Ethnopharmakologie und Anwendung, AT Verlag, Aarau, Wiss. Verlagsges., Stuttgart

Reichling, J., Müller-Jahncke, W.-D., Borchardt, A. (Hrsg., 2000) Arzneimittel der komplementären Medizin, Govi-Verlag, Eschborn

Reuter, H.D. (1997) Therapie mit Phytotherapeutika, Urban & Fischer, München, Jena

Rimpler, H. (1999) Biogene Arzneistoffe, 2. Aufl., Wiss. Verlagsges., Stuttgart

Robbers, J.E., Tyler, V.E. (1999) Tyler's Herbs of Choice – The Therapeutic Use of Phytomedicinals, The Haworth Press Inc., Binghamton, NY

Rote Liste 2003 – Arzneimittelverzeichnis für Deutschland (einschließlich EU-Zulassungen und bestimmter Medizinprodukte) Rote Liste® Service GmbH (Hrsg.), Frankfurt am Main, Editio Cantor Verlag, Aulendorf

Saller, R., Reichling, J., Hellenbrecht, D. (1995) Phytotherapie, Karl F. Haug Verlag, Heidelberg

Schäfer, P. (1996) Praxisleitfaden Phytotherapie, Karl F. Haug Verlag, Heidelberg

Schilcher, H. (1996) Kleines Heilkräuter-Lexikon, Walter Hädecke Verlag, Weil der Stadt

Schilcher, H. (1999) Phytotherapie in der Kinderheilkunde, 3. Aufl., Wiss. Verlagsges., Stuttgart

Schilcher, H. (2001) Phytotherapie in der Urologie, 2. völlig neu bearb. Aufl., Hippokrates Verlag, Stuttgart

Schilcher, H., Kammerer, S. (2003) Leitfaden Phytotherapie, 2. Aufl., Urban & Fischer Verlag, München, Jena

Schimmel, K.C. (1996) Naturheilverfahren Bd. I und II, 2. Aufl., Hippokrates Verlag, Stuttgart

Schneider, G., Hiller, K. (1999) Arzneidrogen, 4. Aufl., Spektrum Akademischer Verlag, Heidelberg

Schulz, V., Hänsel, R. (1999) Rationale Phytotherapie, 4. vollst., überarb. und akt. Aufl., Springer Verlag, Berlin

Teuscher, E. (1997) Biogene Arzneimittel, 5. Aufl., Wiss. Verlagsges., Stuttgart

Wagner, H., Wiesenauer, M. (1995) Phytotherapie, Gustav Fischer Verlag, Stuttgart

Weiß, R.F., Fintelmann, V. (1999) Lehrbuch der Phytotherapie, 7. überarb. und erw. Aufl., Hippokrates Verlag, Stuttgart

Wichtl, M. (Hrsg., 2002) Teedrogen und Phytopharmaka, 4. erw. und vollst. überarb. Aufl., Wiss. Verlagsges., Stuttgart

Sachregister

A

Aar Mic® 101
Aar® Schlafhilfe Drg. 166
Aar® Schlafhilfe N Dragees 165
Absinthii herba 44
Abwehrkräfte, Steigerung der 239
Abwehrschwäche 189
Adaptogene 191 f.
Agiocur® Granulat 84, 223
Agni casti fructus 119
Agnolyt® Kapseln 120
Agnucaston® Filmtabl. 120
Alchemillae herba 76
Allii cepae bulbus 14
– sativi bulbus 13
Aloe 82
Aloe barbadensis 82
– capensis 82
Amenorrhoe 116 f.
Angelicae radix 41
Angelikawurzel 41
Angst im Alter 237 f.
Angststörungen 170 ff.
Anisfrüchte 55, 226
Anisi aetheroleum 22, 55
– fructus 55
Anisöl 22 f., 29 f., 55, 226
Anthranoiddrogen 81
Antidepressiva 168
Antirheumatika 180
antitussive Arzneidrogen 37
Antriebsmangel 168
Anxiolytika 171
Appetitlosigkeit 40 ff.
– bei Kindern 208 ff.
– im Alter 224 f.
– Kombinationspräparate 46
Aquaretika 98, 105, 107

Arctuvan® Bärentraubenblätter Filmtabl. 99, 229
Ardey-aktiv Pastillen 191, 239
Arnicae flos 184
Arnikablüten 184, 215
Arnika-Essenz 185, 215
Arteriosklerose 12, 219 f.
Arthrosen 233 f.
Arthrotabs Filmtabletten 176, 234
Artischockenblätter 14, 66
Aspasmon® N Tropfen 55
Aspecton® Hustensaft 32, 222
Aspecton® Hustentropfen 32, 222
Assalix® Dragees 177, 234
Atemwegserkrankungen 21 ff.
Aurantii pericarpium 43
Avedorm® duo Drg. 166
Azuprostat Urtica® Filmtabletten 110, 228

B

Baldrian-Dispert® Nacht 166
Baldrian-Dispert® Nacht zum Einschlafen 161 f., 235
Baldrianwurzel 159, 172, 211, 235, 237
Baldriparan® Drg. Stark für die Nacht 160, 166, 235
Baldriparan® N Stark zur Beruhigung Dragees 164, 166
Bärentraubenblätter 99, 229
Bazoton uno® Filmtabletten 110, 228
Befelka®-Öl 142
Beinwellblätter 186
Beinwellkraut 186
Beinwellwurzel 186
Bekunis® Instant Tee 88
Belladonnablätter 95
Belladonnawurzel 95

Belladonnysat® Bürger Tropfen Rp! 96
Beruhigungstee
- I 167
- II 167
Betulae folium 100
Bewegungsapparat, Erkrankungen und Schmerzzustände 173 ff.
Bewertung der Wirksamkeit XVI
Birkenblätter 100, 106
Blähungen, bei Kindern und Säuglingen 209 f.
Blasen- und Nieren-Tee 104
Boldo folium 67
Boldoblätter 67
Boxocalm® Drg. 166
BPH, Einteilung nach Vahlensieck 108
Brennnesselblätter 101, 106, 181
Brennnesselkraut 101, 106, 181
Brennnesselspiritus 187
Brennnesseltinktur 187
Brennnesselwurzel 109, 227
Brombeerblätter 74
Bronchial-Tee 38
Bronchicum® Pastillen 32, 222
Bronchitis, akute und chronische 31 ff.
Bronchocedin®N Kapseln 25
Bronchoforton® Kapseln 26
Bronchoforton® Saft 203
Bronchoforton® Salbe 25
Bronchoforton® Tropfen 203
Broncho-Sern® Sirup 34
bronchospasmolytische Arzneidrogen 37
Bursae pastoris herba 141

C

Calendulablüten 143
Calendulae flos 143
Calendula-Essenz® 20 % 144
Calendumed® Creme 143
Calendumed® Gel 143
Calendumed® Salbe 143
Campher 5, 187
Candidamykose 136 f.
Canephron® S Solidago Filmtabl. 104, 230
Canephron® novo Filmtabl. 104, 230
Capsamol®- Salbe 178
Capsici fructus acer 178
Cardiospermum herba 139
Cardiospermumkraut 139
Cardui mariae fructus 64
Carito® mono Kapseln 103, 230
Carminativum Hetterich® Madaus 43, 58, 227
Carum carvi, Kinderzäpfchen 58
Carvi aetheroleum 57
- fructus 57
Cayennepfefferfrüchte 132, 152, 178, 187
Cefabol® Filmtabl. 68
Cefadolor® Filmtabl. 182
Centaurii herba 44
Chelidonii herba 71
Chiana-Kapseln 59, 93
China-Oel 147
Chinarinde 56
Cholagoga, Wirkungen und Wirkstärke 66
Cholagogum Nattermann Artischocke 67
Cholarist® Tabl. 72
chronisch obstruktive Lungenerkrankung im Alter 221 f.
Cimicifugae rhizoma 125
Cimicifugawurzelstock 118, 123, 125, 231
Cimisan® Filmtabl. 125, 231
Cinchonae cortex 56
Coffeae carbo 78
Colae semen 192
Colchici flos 183
- semen 183
- tuber 183
Colchicum-Dispert® Dragees 183

Colchysat® Bürger Lösung 184
Colon irritabile 91
Condylox® Lösung 138
Cor-Vel Trum® Herzsalbe 7
Crataegi folium cum flore 3
Crataegutt® 3, 218
Crataegutt® novo 3, 218
Cucurbitae semen 107
Curaçao-Aloe 82
Curcumae longae rhizoma 68
- xanthorrhizae rhizoma 69
Curcumawurzelstock 68
Curcumen® Kapseln 69
Curcu-Truw® Kapseln 69
Cynacur 67
Cynarae folium 66
Cystinol® akut Drg. 99, 229
Cystinol® long Kapseln 104, 230

D
degenerative Gelenk- und Wirbelsäulenerkrankungen 174 ff.
dementielle Syndrome 18 f.
Demenz 238 f.
Depressionen 168 ff.
- leichte und mittlere, im Alter 236 f.
Depuran® Drg. 88
Dermatitis
- akute und chronische 134 ff.
- atopische 132
- Windel- 213
Dermatologica 128
dermatologische Erkrankungen 127 ff.
Diarrhoe 74 ff.
Digitaloide 2
DOC Sportsalbe 185
Dolenon® Liniment 179
Dormoverlan® Kaps. 166
Dosierung, Anwendung XV
Droge-Extrakt-Verhältnis XVI
Droserae herba 36
Duoform® novo Drg. 16

Durchfall 74 ff.
- bei Kindern und Säuglingen 210
- im Alter 224
Durchspülungstherapie 100 f.
Dysmenorrhoe 117 f.
Dyspepsie 54
dyspeptische Beschwerden, bei Kindern 206 ff.

E
Echinacea Hevert purp. forte Tropfen 206
Echinacea STADA® junior Lösung 199
Echinaceae pallidae radix 196
- purpureae herba 198
Echinacea-pallida-Wurzel 196
Echinacea-purpurea-Kraut 144, 198, 205, 240
Echinacin®, Capsetten® Madaus Lutschpastillen 199, 206, 240
Echinacin® Madaus Liquidum 199, 240
Echinacin® Saft 199, 240
Echinacin® Salbe Madaus 144, 200
Efeublätter 35, 202, 221
Eichenrinde 75, 91, 115, 118, 121, 133, 136, 232
Ekzem 134 ff.
Eleu Curarina Tropfen 195
Eleutherococci radix 194
Eleutheroforce Kapseln 195
Eleu-Twardypharm® Kapseln 195
Enteroplant® Kapseln 58, 60, 93, 227
Enziagil® Magenplus Kapseln 42, 225
Enzianwurzel 42, 224
Epogam® 1000 mg Weichkapseln 133
Epogam® 500 mg Weichkapseln 133
Erkältungskrankheiten, bei Kindern 204 ff.

Erkrankungen
- des Magen-Darm-Traktes und der Verdauung 39 ff.
- des Uro-Genital-Traktes 97 ff.
- geriatrische 217 ff.
- im Alter 217 ff.
- im Kindesalter 201 ff.
- pädiatrische 201
- psychische und psychosomatische 157 ff.

Esbericard® novo Tropfen 3, 218
Esberitox® mono Brausetrinktabl. 199, 240
Eucalypti aetheroleum 23
Eukalyptusöl 23, 29–30
Euminz® Lösung 147
Euvegal® Balance 500 Filmtabl. 160, 235, 238
Euvegal® Balance Filmtabl. 166
Euvegal® Drg. 166
Exeu® Kapseln 25
expektorierende Arzneidrogen 37
Extraktionsmittel XVI

F

Fagorutin® Ruscus Kapseln 16
Faulbaumrinde 83
Felis® 425 Kapseln 170
Felis® 650 Filmtabl. 170
Fenchelfrüchte 49, 61, 206, 226
Fenchelöl 49, 206, 226
Fichtennadelöl 150
Flohsamen 84, 94, 223
Florabio Zwiebelsaft 14
Florapress® Heublumen-Kompressen 179
Fluor vaginalis 120 f.
Fontainestadien bei pAVK 8
Frangulae cortex 83
Frauenheilkunde 113 ff.
Frauenmantelkraut 76
Fußblattharz 138
Fußblattwurzel 138

G

Galangae rhizoma 56
Galgantwurzelstock 56
Gallenblase, funktionelle Störungen 65
Gallentee 73
Gallenwege, funktionelle Störungen 65
Gallopas® novo Filmtabl. 72
Gastritis 48
Gelbwurzelstock, javanischer 69
Gelenkerkrankungen, entzündlich-rheumatische 180 ff.
Gelenk- und Wirbelsäulenerkrankungen, degenerative 174 ff.
Gentianae radix 42
Gichtanfall, akuter 183
Ginkgo folium 9, 18, 155
Ginkgoblätter 9, 11, 18, 155, 238
Ginsana® G 115 Kaps. 192, 239
Ginsana® Ginseng Tonic 192, 239
Ginseng radix 191
Ginsengwurzel 191, 239
Goldrutenkraut, Echtes 103, 106, 230
Granufink® Kürbiskern Granulat 108, 228
Granufink® Kürbiskerne 107, 228
Guajaci lignum 182
Guajakholz 182
gynäkologische Erkrankungen 113 ff.

H

Halicar® Creme 140
Halicar® Salbe 140
Halsschmerzen 22, 26, 28
Hamamelisblätter 90, 134, 136, 144, 214, 232
Hamamelisrinde 90, 134, 136, 144, 214, 232
Hamasana® Salbe 91, 233
Hametum® Extrakt Flüssigkeit 214
Hametum® Wund- und Heilsalbe 91, 214, 233

Hämorrhoiden 89 ff., 144
Hansaplast® ABC Wärmepflaster 178
HANSEN-Hefe 78
Harnsäurereststeine 105
Harnwegsdesinfizienzien 98
Harnwegsinfektionen 98 ff.
- im Alter 229 f.
Harpagophythi radix 175
Hauhechelwurzel 102, 106
Hauterkrankungen im Alter 231 ff.
Hederae helicis folium 35
Heidelbeerfrüchte 77, 210, 224
Heiserkeit 22
Helarium® 425 Hartkapseln 170, 237
Hepar® SL forte 67
Herbstzeitlosenblüten 183
Herbstzeitlosenknollen 183
Herbstzeitlosensamen 183
Herzbeschwerden, funktionelle 4 f.
Herzinsuffizienz 2 f.
- chronische, im Alter 218
Herz-Kreislauf-Erkrankungen 1 ff.
Heublumenblüten 179
Hewekzem novo® N 129
Hirnleistungsstörungen 18
- im Alter 238 f.
Hirtentäschelkraut 120, 141
Hopfenzapfen 161
Husten 22, 31
Hypercholesterinämie 67
Hyperemesis gravidarum 123
Hyperici herba 169
- oleum 142
Hypericum STADA® 425 mg Hartkapseln 170, 237
Hyperlipidämie 12 ff.
Hyposomnie 158
Hypotonie 5 ff.

I
Iberogast® Tropfen 41, 60, 93, 227
Ilja Rogoff® forte Drg. 13, 220
Immunmangelsyndrome, primäre 190
Immunmodulatoren 196 ff.
Indische Flohsamen 84, 94, 223
- Flohsamenschalen 84, 94, 223
Indischer Blasen- und Nierentee 230
Indischer Blasen- und Nierentee Kleppe 103
Indischer Nierentee 230
Indischer Nierentee Fides 103
Infektionsanfälligkeit im Alter 239
Ingwerwurzel 225
Ingwerwurzelstock 45, 61, 153
Inspirol® Heilpflanzenöl 147
Insuffizienz, chronisch venöse 15 ff.
- im Alter 220 f.
Ipalat® Halspastillen 33
Ivel® Schlafdragees Filmtabl. 162, 166

J
Jarsin® 300 Drg. 170
Jarsin® 450 mg Filmtabl. 170
Jarsin® 750 mg Filmtabl. 170, 237
JHP Rödler® Tropfen 152
Johanniskraut 169, 237
Johanniskrautöl 142
Juckreiz 139
Jucurba® forte Filmtabl. 176, 233
Juniperi fructus 60

K
Kaffeekohle 78
Kamillan® supra 50, 115
Kamillan® supra Lösung 129
Kamillenblüten 28, 50, 90, 115, 118, 121, 134, 136, 144, 207, 212, 214, 232
Kamillenöl 128
Kamillenölbad® Spitzner 129
Kamillin Robugen® Konzentrat 116, 207, 232
Kamillin-Bad-Robugen® Lösung 90

Kamillopur® Lösung 51, 116, 232
Kamillosan® 51, 116, 207, 214, 232
Kamillosan® Creme 129
Kamillosan® Wund- und Heilbad 129
Kap-Aloe 82
Kardiaka 2
Kava-Kava-Wurzelstock 171
Kaveri® 120 mg Filmtabl. 19, 156, 219, 238
Kaveri® 40 Tropfen 10, 19, 156, 219, 238
Keuschlammfrüchte 117, 119, 122–123
Klimadynon® Filmtabl. 125, 231
klimakterische Beschwerden 124 ff.
– im Alter 231
Kneipp® Arnika Salbe S 215
Kneipp® Arnika Venensalbe 185
Kneipp® Heupack Herbatherm® N Kompressen 179
Kneipp® Johanniskraut-Blütenöl 142
Kneipp® Rheuma Salbe 178
Knoblauchzwiebel 13, 220
Kolasamen 192
Kolon, spastisches 91
Kolpitis 114 ff.
Kondylome, spitze 137 f.
Konstitutin® forte Kapseln 195
Kontraindikationen XV
Kopfschmerzen vom Spannungstyp bei Kindern 213
Korodin® Tropfen 6
Krampfhusten bei Kindern 202 f.
Kräuterlax® 15 mg Kräuter-Drg. 83
Kümmelfrüchte 57, 209, 227
Kümmelöl 57, 209, 227
Kürbissamen 107, 111, 228
Kwai® forte Drg. 13, 220
Kytta Cor® novo 218
Kytta-Plasma® f 186
Kytta-Salbe® f 186
Kytta-Sedativum® f Drg. 162, 166

L
Lamii albi flos 135
Laryngitis 26 ff.
Lavandulae flos 162
Lavendelblüten 162
Lebererkrankungen 63
Legalon® 140 64
Leinsamen 85, 94, 211, 222
Leistungsschwäche, pathologische 189
Lektinol® Injektionslösung 198, 241
Lindenblüten 205
Lini semen 85
Linusit® Creola (Leinsamen pur) 85, 222
Linusit® Darmaktiv Sachet 86, 222
Liquiritiae radix 53
Löwenzahnwurzel mit Kraut 70
Luftwege, viraler Infekt der oberen 22 ff.
Lungenerkrankung, chronisch obstruktive im Alter 221 f.
Lupuli strobulus 161

M
Mädesüßblüten 205
Mädesüßkraut 205
Mahoniae cortex 131
Mahonienrinde 131
Makatussin® Saft Drosera zuckerfrei 37, 203
Mariendistelfrüchte 64
Mastodynie 121 f.
Mate folium 193
Mateblätter 193
Matricariae aetheroleum 128
– flos 50
Mäusedornwurzelstock 16
Melissae folium 163
Melissenblätter 163, 207
Menorrhagie 118 ff.
Mentacur® Kapseln 60, 93, 223

Menthae arvensis aetheroleum 151
- piperitae aetheroleum 24, 59, 92
- piperitae folium 59, 92
Metamucil® Orange 85, 223
Meteorismus im Alter 226 f.
Metrorrhagie 118 ff.
Migräne 147 ff.
Millefolii flos 70, 114
- herba 70, 114
Minx® Minzöl 152
Minzöl 140, 151
Mistelkraut 197, 240
Mönchspfefferfrüchte 117, 119, 122–123
Moradorm® S Filmtabl. 165 f.
mucilaginöse Arzneidrogen 37
Mucofalk® Apfel Granulat 85, 223
Mucofalk® Orange Granulat 85, 223
Mucofalk® Pur Granulat 85, 223
Myrtilli fructus 77

N
Nachtkerzensamenöl 133
Nasenbluten 141
Neda® Früchtewürfel 88
Nervosität, bei Kindern und Säuglingen 211 f.
Neuralgien 149 ff.
Neurodermitis 132 ff.
neurologische Erkrankungen 145 ff.
Nomon mono® Kapseln 108, 228
Noricaven® retard Retard-Tabletten 17, 220
NYHA-Stadien 2

O
Obstipation 81 ff.
- chronische im Alter 223
Oenotherae oleum 133
Ononidis radix 102
Orthosiphonblätter 102, 106, 230
Orthosiphonis folium 102

Östrogenmangel 124
Oxalatsteine 105

P
Palpitationen 4
Panikattacken 170
Passiflorae herba 164
Passionsblumenkraut 164
Paverysat® forte N Bürger Lösung 72
pAVK 9 f.
- im Alter 219
Pectocor® N Salbe 6
Perenterol® forte 250 mg Kapseln 79
Perenterol® Pulver 250 mg 79
Perenterol® 50 mg Kapseln 79
periphere arterielle Verschlusskrankheit 9 f.
- im Alter 219
Perocur® forte Kapseln 79
Pertussis 35 ff.
Pestwurzwurzelstock 148
Petadolex®-Kapseln 149
Petasitidis rhizoma 148
Pfefferminzblätter 59, 73, 92, 207
Pfefferminzöl 24, 29–30, 59, 73, 92, 140, 146, 152, 213, 223, 236
Pfefferminzöl Schupp 213
Pharyngitis 26 ff.
Phlebodril® mono Kapseln 16
Phobien 170
Phytoöstrogenen 124
Piceae aetheroleum 150
Pinimenthol® Erkältungssalbe 25
Plantaginis lanceolatae folium 34
- lanceolatae herba 34
- ovatae semen 84
Podophyllharz 138
Podophylli peltati rhizoma 138
Podophyllwurzelstock 138
Pollen 194
Polyarthritis
- chronische 180
- rheumatoide 180

Pomeranzenschalen 43, 208
Posterine® Salbe 91, 233
Posterine® Zäpfchen 90
prämenstruelles Syndrom 122 f.
Prellungen bei Kindern 215
Primelblüten 33, 204
Primelwurzel 33, 204
Primulae flos 33
– radix 33
Prospan® Hustensaft 36, 203, 221
Prospan® Hustentropfen 36, 203, 221
Prospan® Hustenzäpfchen 203
Prostafink® forte Kapseln 108, 228
Prostaforton uno® Filmtabletten 110, 228
Prostagutt® uno Kapseln 111, 229
Prostatahyperplasie, benigne 108 ff.
– im Alter 227 ff.
Pruritus 139
Psoriasis vulgaris 130 ff.
Psyllii semen 84
Pyrrolizidinalkaloide 148, 186

Q
Quellmittel 81
Quercus cortex 75

R
Ravalgen aktiv Kapseln 220
Reisekrankheit 152 ff.
Reizblase 106
Reizdarm im Alter 222
Reizdarmsyndrom 91 ff.
Reizhusten 26
Reiztherapie 197
Rekonvaleszenz 190
Remifemin® plus Dragées 126
Remifemin® Tabl. 126, 231
Rhabarberwurzel 86
Rhei radix 86
Rheuma im Alter 234
Rheuma-Hek® Kapseln 182
Rheumakaps Kapseln 177, 234
Rheuma-Kapseln Stada® 400 182
Rheumaless® Kapseln 182
Rheumaplast® N Pflaster 179
Rheuma-Sern® Kapseln 176, 233
Rhinitis acuta 29
Ringelblumenblüten 143
Rivoltan® Filmtabletten 176, 233
Roemheld-Syndrom 4
Rökan® novo Filmtabl. 10, 19, 156, 219, 238
Rökan® Tropfen 40 mg 10, 19, 156, 219, 238
Roleca® Wacholder extra stark 61
Rosmarinblätter 7
Rosmarini folium 7
Rosskastaniensamen 17, 220
Roter Ginseng von Gintec Kapseln 192, 239
Rubi fruticosi folium 74
Rubisan® Creme 132
Rubisan® Salbe 132
Rusci aculeati rhizoma 16

S
Sabal fructus 110
Saccharomyces boulardii 78
– cerevisiae Hansen 78
Sägepalmenfrüchte 110, 229
Salbeiblätter 26 f., 28
Salbeiöl 26 f., 28
Salicis cortex 176
Salix Bürger® Lösung 177
Santax® S Kapseln Erw./Kdr. 80
Sapec® 13, 220
Schafgarbenblüten 70, 114, 118
Schafgarbenkraut 70, 114, 118
Schafgarbe-Tropfen® Tinktur 115
Schlafhygiene 158
Schlafstörungen 158 ff., 168
– im Alter 235
Schleimhautaffektionen im Mund- und Rachenraum bei Kindern 212 f.
Schnupfen 22

Schöllkraut 71
Schwindel 10 f., 154
SE Baldrian/Melisse Drg. 166
Seborrhoe 128 ff.
Sebostase 128 ff.
Sedariston® Tropfen plus 164
Sedativa, pflanzliche 159
Sedinfant® Lösung 164, 166
Segmenttherapie 197
sekretomotorische Arzneidrogen 37
Selon® Drg. 166
Sennae folium 87
– fructus 87
Sennesblätter 87
Sennesfrüchte 87
Silicur® Kapseln 64
Silimarit® Kapseln 64
Sinusitis 30
Soledum® Balsam 25
Soledum® Hustensaft 204
Soledum® Hustentropfen 203
Soledum® Kapseln 25
Solidaginis virgaureae herba 103
Sonnenhutkraut, Purpurfarbenes 144, 198, 205, 240
Sonnenhutwurzel, Blassfarbene 196
Sonnentaukraut 36, 203
Soor 136 f.
Spannung im Alter 237 f.
Spannungskopfschmerz 146 f.
– im Alter 236
spasmo gallo sanol® N Dragées 60, 93
Spasmolyse 92
Spasmolytika 95
Species nervinae 167
Spitzwegerichkraut 34, 136, 204
Spitzwegerichblätter 34
Stadium catarrhale 35
– convulsivum 35
– decrementi 35
Stauchungen bei Kindern 215
Sterilität der Frau 123 f.

SternBiene® Fenchelsirup mit Honig 49, 207
Stiefmütterchenkraut 130
Strogen® uno Kapseln 111, 229
Stromic® Kapseln 104, 230
Strotan® Filmtabl. 120
Styptysat® N Bürger Lösung 142
Süßholzwurzel 53
Symphyti folium 186
– herba 186
– radix 186
Syndrome, dementielle 18 f.

T
Taigawurzel 194
Talso® uno N Kapseln 111, 229
Taraleon® Tropfen 70
Taubnesselblüten, Weiße 135
Tausendgüldenkraut 44, 209
Tebonin® forte Tropfen 10, 19, 156, 219, 239
Tebonin® intens Filmtabl. 10, 19, 156, 219, 238
Teemischungen
– bei Appetitlosigkeit 47
– bei Atemwegserkrankungen 37 f.
– bei Dyspepsie 62 f.
– bei funktionellen Störungen der Gallenblase und -wege 73
– bei Gastritis 51 f.
– bei Reizdarmbeschwerden 94
– bei Schlafstörungen 167
Teezubereitung XV
Teltonal® 480 FT Filmtabletten 176, 233
Teltonal® dispers Brausetabletten 176, 234
Teufelskrallenwurzel, südafrikanische 45, 175, 233
Thymiankraut 32, 37, 203, 221
Thymipin® N Saft 33, 222
Thymipin® N Tropfen 33, 222
Tinnitus 154

Tollkirschblätter 95
Tollkirschwurzel 95
Tonikum 191
Tonsillitis 28
Tracheitis 26 ff.
Traubensilberkerzenwurzelstock 118, 123, 125, 231
Traumaplant® Salbe 186
Traxaton® Tabletten 76
Trockenhefe aus Saccharomyces cerevisiae 78
Tumore, maligne 197
Tumortherapie, adjuvante 240

U
Übelkeit 152
Ulcus cruris 141
 – duodeni 52
 – pepticum ventriculi 52
Unruhe im Alter 237 f.
Unruhezustände, bei Kindern und Säuglingen 211 f.
Urolithiasis 105 f.
Urorenal® Brause-/Trinktabl. 100
Urticae folium 101, 181
 – herba 181
 – radix 109
Uvae-ursi folium 99
Uzara® Saft 80
Uzara® Tropfen 80
Uzara® Dragees N Lösung N 80
Uzarae radix 80
Uzarawurzel 80

V
Vahlensieck, BPH-Einteilung nach 108
Valdispert® 125 mg Dragees 160, 166, 235, 238
Valerianae radix, 159
Valverde® Baldrian Hopfen Filmtabl. 166
Venalot® novo Depot Ret. Kaps. 17, 221
Venoplant® retard S Retardtabl. 17, 221
Venostasin® retard Kaps. 17, 221
Verbrennungen 140 ff.
Verdauungstrakt, krampfartige Schmerzen 94 ff.
Verschleimung, bronchiale, bei Kindern 204
Verschlusskrankheit, periphere arterielle 8 ff.
Verstopfung 81 ff.
 – bei Kindern und Säuglingen 210 f.
Vertigo 154
Violae cum flore herba 130
Visci albi herba 197
Vulvitis 114 ff.

W
Wacholderfrüchte 60
Wartec® Creme 138
Warzen 137 f.
Weidenrinde 176, 234
Weißdornblätter mit Blüten 3, 218
Wermutkraut 44, 73, 225
Windeldermatitis 136 f., 213
Windsalbe® N 58
Wirksamkeit, Bewertung der XVI
Wundbehandlung 140 ff.

X
X-Prep® Instant Pulver 88

Z
Zaubernussblätter 90, 134, 136, 144, 214, 232
Zaubernussrinde 90, 134, 136, 144, 214, 232
Zerrungen bei Kindern 215
Zingiberis rhizoma 153
Zintona® Kapseln 154, 225
Zwiebel 14
Zystinsteine 105